社区卫生工作实用丛书

丛书总主编 汪华　　副总主编 吴红辉 姜仑 周明浩

社区寄生虫病
预防控制手册

主　编：羊海涛　曹　俊

副主编：钱益新　杨　坤　金小林

主　审：吴中兴

编　者：（按姓氏拼音排序）

曹　俊　戴　洋　黄玉政　金小林

李　伟　刘剑峰　钱益新　羊海涛

杨　坤　朱国鼎

苏州大学出版社
Soochow University Press

图书在版编目(CIP)数据

社区寄生虫病预防控制手册 / 羊海涛,曹俊主编
. —苏州:苏州大学出版社,2016.1
(社区卫生工作实用丛书 / 汪华主编)
ISBN 978-7-5672-1531-3

Ⅰ.①社… Ⅱ.①羊… ②曹… Ⅲ.①社区-寄生虫
病-预防(卫生)-手册②社区-寄生虫病-控制-手册
Ⅳ.①R53-62

中国版本图书馆 CIP 数据核字(2015)第 237929 号

书　　名:社区寄生虫病预防控制手册

主　　编:羊海涛　曹　俊

责任编辑:倪　青

出版发行:苏州大学出版社

社　　址:苏州市十梓街 1 号(邮编:215006)

印　　刷:苏州工业园区美柯乐制版印务有限责任公司

开　　本:700 mm×1 000 mm　1/16　印张:12　字数:216 千

版　　次:2016 年 1 月第 1 版

印　　次:2016 年 1 月第 1 次印刷

书　　号:ISBN 978-7-5672-1531-3

定　　价:29.00 元

《社区卫生工作实用丛书》
编 委 会

总 主 编 汪 华

副总主编 吴红辉 姜 仑 周明浩

编 委（按姓氏拼音排序）

曹 俊 陈晓东 褚宏亮 姜 仑

李箕君 李小宁 陆耀良 马福宝

汤奋扬 汪 华 吴红辉 武 鸣

徐 燕 羊海涛 余宁乐 张 宁

甄世祺 周明浩 周永林 朱宝立

朱凤才

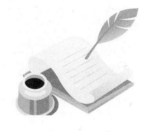

序

　　社区是宏观社会的缩影。开展社区卫生服务是社区建设的重要内容。社区卫生服务是在政府领导、社会参与和上级卫生机构指导下,以基层卫生机构为主体、以全科医师为骨干,合理使用社区资源和适宜技术,向社区居民提供综合性、主动性、连续性的基层卫生服务。社区卫生服务以社区居民健康为中心,以家庭为单位,以社区为范围,以需求为导向,以解决社区主要卫生问题、满足居民公共卫生服务和基本医疗服务需求为目的,是基层卫生工作的重要组成部分,是深化医药卫生综合改革的交汇点,也是实现"人人享有基本卫生保健"目标的基础环节。

　　改革开放以来,我国社区卫生事业有了很大发展,服务规模不断扩大,医疗条件明显改善,疾病防治能力显著增强,为增进人民健康发挥了重要作用。随着经济社会快速发展和居民生活水平的显著提高,社区卫生工作的质与量都发生了根本性的变化,但社区卫生工作者的专业素质与居民健康需求相比,目前仍存在较大差距。因此,加强基层社区卫生队伍的教育和培训,提高他们对社区卫生工作重要意义的认识,全面掌握社区卫生工作的目的、理论、知识和技能,成为当前极为紧迫和重要的工作。

　　这套《社区卫生工作实用丛书》就是为了适应现代社区卫生与文明建设的需要而设计的,注重实践、注重技能,全面反映了社区卫生工作实际情况,符合新时期和谐社区、文明社区、健康社区建设的新要求。《社区卫生工作实用丛书》由江苏省卫生和计划生育委员会策划,组织江苏省疾病预防控制中心、江苏省血吸虫病防治研究所、南京脑科医院等单位的几十位专业对口、经验丰富的专家精心编撰,历时一年多时间,把社区卫生工作者必须了解和掌握的"三基"知识撰写成册,力求打造成一套既是社区卫生工作者必备的实用指导工具书,又是基层社区公共服务人员喜爱的卫生知识参考书。

《社区卫生工作实用丛书》共有 10 个分册，涉及社区健康教育指导、社区心理健康服务、社区环境卫生、社区常见传染病预防与治疗、社区消毒与有害生物防控、社区常见寄生虫病防治、社区预防接种、社区营养与食品安全、社区灾难危机中的疾病控制与防护、社区卫生中辐射防护等内容。本丛书内容有别于教科书，没有介绍繁杂的基础理论，而是从基层卫生防护、疾病预防与控制工作的实际需要出发，力求内容新颖实用，通俗易懂，可操作性强，给广大社区卫生工作者以实际可行的指导，引导他们迅速掌握现代卫生防病保健的新理论、新技术，密切结合社区工作实际，把社区卫生工作做得更好、更加扎实。

希望本丛书成为基层卫生工作者开展社区卫生工作的一本实战手册，并能在实际工作中进一步修正和完善。同时，希冀通过本丛书的出版，带动开展"文明·卫生·健康社区行"活动，送卫生知识到社区，进万家，在社区中掀起全民"讲文明卫生，保社区平安"的热潮，从而提高社区全体居民的健康水平，为建设文明和谐的健康社区服务。

江苏省卫生和计划生育委员会副主任

二〇一五年八月

前　言

　　我国幅员辽阔,气候与地理环境复杂,寄生虫种类繁多,曾经是世界上寄生虫病流行最为严重的国家之一。因此,寄生虫病曾是我国长期存在的重要卫生工作问题。新中国成立以来,几代人经过长期不懈努力,有效地控制了血吸虫病、疟疾和丝虫病等寄生虫病的传播,取得了举世瞩目的成就。但寄生虫病的预防控制是一项长期而艰巨的任务,境外输入性寄生虫病或过去被忽视的寄生虫病日益成为我们面临的严重公共卫生问题。例如,境外输入性疟疾和血吸虫病病例急剧增长,肝吸虫病和广州管圆线虫病等食源性寄生虫病引起的公共卫生事件时有发生。处置这些公共卫生事件需要社区基层卫生工作人员的积极参与。因此,我们组织多年从事寄生虫病防治、研究的专家,从基层寄生虫病预防与控制工作实际需要出发,编写了这本《社区寄生虫病预防控制手册》,为社区基层卫生工作人员进行寄生虫病预防控制工作提供实用的指导和参考。

　　由于编写时间仓促,编者水平有限,书中如有疏漏之处,敬请读者指正。

目 录

概 述

寄生虫病是指寄生虫侵入人体而引起的疾病。因虫种和寄生部位不同，引起的病理变化和临床表现各异。本类疾病分布广泛，世界各地均可见到，但以贫穷落后、卫生条件差的地区较为多见，热带和亚热带地区更多，因此，狭义的热带病常指寄生虫病。非洲、亚洲的发展中国家寄生虫病发病较多，感染人群主要是接触疫源较多的劳动人民及免疫力较低的儿童。

第一节 寄生虫感染的特点及临床表现

一、寄生虫感染的特点

寄生虫侵入人体并在机体内存活或增殖（繁殖）的过程，称为寄生虫感染。临床表现明显的寄生虫感染，称为寄生虫病。寄生虫感染和寄生虫病的特点如下：

（一）慢性感染和再感染

一般情况下，人体感染寄生虫的虫数较少，或少量多次感染，患者出现的临床症状较轻或不明显。如果未经治疗或者治疗不彻底，则可转入持续感染状态，称为慢性感染。慢性感染会出现修复性病理变化，如血吸虫病肝纤维化等。寄生虫病治愈后，人体仍可发生该寄生虫的再感染，这往往会加重患者的慢性病理损害，也会加大该病流行区防治的难度。慢性感染与再感染发生的机制与人体对大多数寄生虫感染仅产生伴随免疫或带虫免疫有关。

（二）急性感染的特殊性

初次感染寄生虫病的非疫区居民常常会出现急性症状。例如，从非疫区进入血吸虫病流行区接触疫水后,常发生急性血吸虫病;从无疟区或低疟区进入高疟区,常易发生重症疟疾。

（三）多寄生现象

人体可以同时有两种以上寄生虫感染,特别是肠道寄生虫感染。1988—1992年全国首次寄生虫分布调查发现,感染两种及两种以上肠道寄生虫者较多,如蛔虫、鞭虫或钩虫的混合感染。

（四）幼虫移行症和异位寄生

寄生虫侵入人体后,幼虫阶段在机体内移行所致的疾病,称为幼虫移行症。它可分皮肤型幼虫移行症和内脏幼虫移行症。异位寄生是指寄生虫在常见的寄生部位以外的器官或组织寄生的现象。异位寄生可引起相应寄生部位的病理损害。

（五）隐性感染与机会感染

隐性感染是指机体感染寄生虫后没有出现明显的临床症状,也不能用常规方法检测出的感染。如卡氏肺孢子虫、隐孢子虫感染等。隐性感染过程中,寄生虫的增殖处于低水平状态,但当机体免疫功能低下时(如大量使用免疫抑制剂的患者、晚期肿瘤及艾滋病患者),这些寄生虫的致病力会大幅度增强,从而引起严重的病理损害甚至患者的死亡。这种一般情况下不引起疾病的寄生虫感染也称为机会性寄生虫病,是造成艾滋病患者死亡的重要原因之一。

二、临床表现

寄生虫病常见的临床症状有发热、腹泻、贫血、营养不良、超敏反应等。蠕虫感染时,常出现外周血液中嗜酸粒细胞增多现象。

（一）发热

发热是寄生虫病最常见的临床表现。急性血吸虫病、疟疾、丝虫病、黑热病、肝吸虫病(华支睾吸虫引起)及幼虫移行症等均可出现明显的发热症状。发热的高低及持续时间通常与寄生虫虫种、虫负荷及宿主免疫力有关。例如,疟疾典型发作包括发冷期、发热期和出汗期;急性脑型血吸虫病的症状为高热和昏迷;黑热病常出现长期不规则的发热;阿米巴痢疾起病较缓,出现发热时常伴有腹泻或里急后重等症状。

（二）腹泻

一些肠道寄生虫能引起肠壁炎症、溃疡,导致血液和黏液渗入肠腔,引起腹泻。例如,急性血吸虫病患者常出现间歇性或持续性腹泻,粪便中常混有血液或黏液;蓝氏贾第鞭毛虫病患者常出现恶臭水泻;隐孢子虫病患者可出现顽固性腹泻或水样腹泻。可引腹泻的常见其他寄生虫有溶组织内阿米巴、姜片虫、旋毛虫、绦虫、鞭虫等。

（三）贫血

可引起贫血的寄生虫主要有钩虫、疟原虫、杜氏利什曼原虫等。钩虫病患者可出现低色素小细胞型贫血,疟原虫和杜氏利什曼原虫可引起溶血性贫血。

（四）营养不良和发育障碍

寄生虫直接或间接地从人体获得营养,当人体自身的营养状况较差时,可引起营养不良,甚至出现低蛋白血症。蛔虫病、钩虫病、血吸虫病等还可引起儿童不同程度的发育障碍,严重者可导致侏儒症。

（五）超敏反应

寄生虫侵入机体以后,其代谢产物往往诱导机体产生超敏反应,从而引起炎症反应和组织损害。大多数寄生虫病的严重反应与超敏反应有关。如蠕虫感染所致的荨麻疹、蛔虫幼虫移行引起的哮喘、血吸虫尾蚴性皮炎等属速发型超敏反应（Ⅰ型）;黑热病和疟疾患者的溶血性贫血属细胞毒型超敏反应（Ⅱ型）;疟疾患者的肾小球肾炎和日本血吸虫引起的肾病变属免疫复合物型超敏反应（Ⅲ型）;丝虫病象皮肿属迟发型超敏反应（Ⅳ型）。

（六）肿、脾肿大

血吸虫卵在肝脏和脾脏沉积可引起虫卵肉芽肿,使肝脾增大;华支睾吸虫可引起以左侧为主的肝脏肿大及与胆汁淤滞相关的症状和体征;疟疾可致肝、脾肿大。此外,蓝氏贾第鞭毛虫、溶组织内阿米巴、包虫等也可引起肝的损害,出现肝大等表现。而黑热病、脾棘球蚴病等均可导致脾大或巨脾症。

（七）其他

寄生虫病还可导致皮肤损害、中枢神经系统损害、眼部损害等临床表现,这与寄生虫虫种及侵袭部位有关。

第二节　寄生虫病流行的基本环节、影响因素和特点

一、基本环节

寄生虫病流行的发生必须具备三个基本环节:传染源、传播途径和易感人群。

（一）传染源

寄生虫病的传染源是指体内有寄生虫生长、繁殖,并能排出其生活史中

某阶段虫体(幼虫、虫卵等)的人和动物,包括患者、带虫者和保虫宿主。在许多疫区,被感染的家畜(如病牛)是日本血吸虫病的主要传染源。

（二）传播途径

寄生虫离开传染源后经过特定的发育阶段,侵入新的易感者的过程,称为寄生虫病的传播途径。寄生虫病的传播途径比较复杂,主要与寄生的感染阶段及其影响因素密切相关。

常见的传播方式有以下几种:

1. 经土壤传播

土源性寄生虫虫卵在土壤中发育成感染性虫卵或感染期幼虫,人可因接触感染期幼虫或误食感染性虫卵而感染,如蛔虫病、钩虫病、鞭虫病等。

2. 经水传播

水源如果被寄生虫(感染期)污染,人可因饮水或接触疫水而感染,如血吸虫病。

3. 经食物传播

生食或半生食含感染期的幼虫、囊蚴或虫卵等可发生寄生虫感染,如华支睾吸虫、卫氏并殖吸虫、旋毛虫、猪带绦虫等。

4. 经接触传播

某些寄生虫病,如蛲虫病、阴道毛滴虫病和疥疮等,可通过人与人的直接接触而感染。接触方式包括性接触和皮肤接触。

5. 经节肢动物传播

疟原虫、丝虫、利什曼原虫等必须经过节肢动物体内的生长发育阶段才能完成其生活史,人被含有感染期虫体的节肢动物叮咬后可发生感染。

6. 经空气传播

有些寄生虫虫卵(如蛲虫卵)可在空气中飘浮,随呼吸进入人体引起感染;卡氏肺孢子虫包囊也可经飞沫传播。

（三）易感人群

人类对绝大多数寄生虫是易感的。寄生虫病的易感性与年龄有一定的关联,还与人群的遗传因素有关。感染寄生虫后,人体可产生一定程度的免疫力。

二、影响因素

寄生虫病的流行不是单纯的生物学现象,还会受到社会因素和自然因素的影响。自然因素和社会因素通过对传染源、传播途径和易感人群的作用来影响寄生虫病的流行过程。

（一）自然因素

自然因素包括气候、地理、生物物种等。

气候条件和地理环境等自然因素可以直接影响中间宿主或传播媒介的生物种群分布及其活动,影响寄生虫病的流行。例如,温度对疟疾的传播起着重要作用,我国南方某些地区为全年传播疟疾疫区,而北方地区则很少有疟疾传播。白蛉是黑热病的传播媒介,主要分布在我国北方地区,所以北方存在黑热病流行区。钉螺作为日本血吸虫的中间宿主,主要分布在我国北纬33°15′分以南地区,因此我国北方地区无日本血吸虫病流行。

地理、气候等自然因素对动物源(保虫宿主)有明显影响,自然疫源性寄生虫病的地区性和季节性均与此有关。例如,卫氏并殖吸虫的保虫宿主(虎、豹等)的生存需要良好的生态环境。

自然因素对人群易感性的影响较小,但对人群的生产方式和生活习惯有一定的影响,会增加感染某种寄生虫的机会。例如,在血吸虫病流行区,适宜的温度增加了人群接触疫水的机会,有利于血吸虫病的流行。

（二）社会因素

社会因素主要包括社会制度、经济状况、生产活动、居住环境和防疫保健水平、文化教育程度、卫生习惯、宗教信仰以及风俗习惯等。

新中国成立初期,我国丝虫病患者达3000万,因此该病的防治被列入国家计划并采取了以消灭传染源为主的防治对策,直至2006年,我国才彻底阻断了丝虫病的传播。社会因素对传播途径的影响也十分明显。例如,广泛开展爱国卫生运动减少了寄生虫卵对环境的污染,从而降低了土源性寄生虫病(如蛔虫病和钩虫病)的流行。通过环境改造来改变钉螺的孳生环境、消灭钉螺,是我国水网型流行区控制和消灭日本血吸虫病的主要措施。

通过健康教育来改变人群不良生活习惯是控制土源性寄生虫病和食源性寄生虫病(如蛔虫病、肝吸虫病等)的有效措施之一。

三、流行特点

寄生虫病的主要流行特点是地方性、季节性和自然疫源性。

（一）地方性

多数寄生虫病在温带和热带地区流行,如钩虫病主要分布在淮河或黄河以南地区,而在气候干寒的西北地区则少见流行。中间宿主或媒介的地理分布决定了寄生虫病的流行范围,如日本血吸虫病与钉螺的地理分布有严格的相关性,黑热病的流行与白蛉的分布密切相关。食源性寄生虫病的流行与人群的生活习惯有关,如猪带绦虫病与牛带绦虫病多在居民有生食或半生食猪肉、牛肉习惯的地区流行,肝吸虫病则流行于有生食或半生食鱼习惯的地区。

（二）季节性

温度和湿度等气候条件对寄生虫的体外生活阶段或自由生活阶段的生长发育具有明显的影响,对媒介种群数量的消长或活动规律也有不同程度的影响,所以寄生虫病的流行往往有明显的季节性。例如,钩虫感染多见于春夏季,疟疾的流行有春季和秋季两个高峰(海南省除外)。

（三）自然疫源性

许多寄生虫病可以在人和脊椎动物之间相互传播,为人兽共患寄生虫病。在原始森林或荒漠地区,某些寄生虫病在脊椎动物间相互传播,一般情况下人不参与这一过程,只是由于各种原因偶尔被卷入这一过程,导致人体的感染。这种现象被称为自然疫源性。如卫氏并殖吸虫病、黑热病等的流行均具有自然疫源性。

第三节　寄生虫病的流行现状和防治对策

一、流行现状

寄生虫病曾是我国的常见病、多发病,严重影响了社会经济的发展。经过半个多世纪的积极防治,取得了举世瞩目的成就。近年来,一些原来已被控制的寄生虫病疫情出现回升或复燃,食源性、机会性、输入性寄生虫病的发病也日趋增多。目前,我国寄生虫病的流行具有以下特点:

（一）重要寄生虫病疫情仍不稳定

日本血吸虫病仍然流行于长江中下游地区和四川省等山区,部分疫区仍有急性血吸虫病发生。疟疾疫情也不稳定,部分地区还出现间日疟流行,输入性疟疾病例呈逐年上升趋势,还屡见死亡病例。棘球蚴病(包虫病)和黑热病在西部地区流行仍较严重。

（二）人群蠕虫感染呈下降趋势

据2001—2004年全国人体重要寄生虫病调查,共发现感染人体的蠕虫26种。平均感染率为21.74%,其中土源性线虫感染率为19.56%,带绦虫感染率为0.28%,流行区华支睾吸虫感染率为2.40%。12岁以下儿童蛲虫感染率为10.28%。与全国首次寄生虫本底调查结果(蠕虫平均感染率59.81%)相比,有了明显下降。

（三）食源性寄生虫病在部分省(市、区)的感染率呈上升趋势

两次全国性寄生虫病调查结果(1988—1992年、2001—2004年)比较,华

支睾吸虫感染率上升了 75%，其中广东、广西、吉林 3 个省（区）分别上升了182%、164% 和 630%；带绦虫感染率上升了 52.47%，其中西藏、四川 2 个省（区）分别上升了 97% 和 98%，牧民因生食牛肉而感染。另外，由于生食或半生食猪肉、蟹等引起的其他食源性寄生虫病，如猪囊尾蚴病、旋毛虫病、弓形虫病、卫氏并殖吸虫病的发生率在局部地区（特别是西部贫困地区）仍然较高。同时，以往少见的一些寄生虫病，如棘颚口线虫感染、阔节裂头绦虫感染、广州管圆线虫病等也有增多趋势。

（四）机会性寄生虫病或少见寄生虫感染人数增多

艾滋病的蔓延，使一些机会性寄生虫（如隐孢子虫、卡氏肺孢子虫、弓形虫、粪类圆线虫等）病的发病率增加，这些寄生虫感染已成为艾滋病患者死亡的重要病因之一，越来越受到人们的重视。另外，饲养宠物的种类和数量的增加，使人增加了感染犬弓首线虫、猫弓首线虫等寄生虫的机会。

二、防治对策

控制传染源、切断传播途径和保护易感人群是控制和消灭寄生虫病的基本原则。

（一）控制传染源

传染源的控制包括治疗患者或带虫者、保虫宿主的处理等。

1. 治疗患者或带虫者

采用病原学或血清学方法对流行区居民（或重点人群）进行检测，对查出的患者或阳性人群进行药物驱虫治疗，对寄生虫病高感染地区的人群（或重点人群）也可采取群体化疗措施。常用的抗寄生虫药物有吡喹酮、甲苯达唑、阿苯达唑、乙胺嗪、氯喹、乙胺嘧啶、青蒿素类药物、甲硝唑等。

2. 保虫宿主的处理

检查流行区的家畜和野生哺乳动物，对其作为传染源的意义进行评估。对有价值的保虫宿主（如牛、猪等）要定期进行治疗，对无经济价值或无保护价值的保虫宿主（如鼠等）可采取捕杀措施进行处理。

（二）切断传播途径

寄生虫种类不同，其传播途径也不尽相同。因此，要根据寄生虫的生活史特点，结合当地居民的生产、生活方式，采取简便易行、价廉有效的防治措施。

1. 中间宿主和媒介节肢动物的处理

有些寄生虫病的流行需要中间宿主或媒介节肢动物，可以采取化学、物理或生物学方法控制和消灭中间宿主或媒介节肢动物，如灭蚊、灭螺、灭蛉和灭蝇等。

2. 对粪便的处理

对粪便进行无害化处理,防止寄生虫卵或包囊污染水源、食品、土壤或用品。同时应对具有重要传染源意义的保虫宿主的粪便进行处理。我国血吸虫病流行地区推广采用的"封洲禁牧"、"改水改厕"等措施,其目的就是阻断含有血吸虫卵的粪便对有螺地区的污染。

3. 食品卫生监督

对可能引起寄生虫病传播的肉类、鱼虾类等食物进行抽检,防止食源性寄生虫病在人群中的蔓延。

（三）保护易感人群

1. 健康教育

通过广播电视、展板、印发宣传材料等多种形式,积极开展预防寄生虫病的宣传教育,不断提高广大群众的自我保健意识,改变不良习俗,养成良好的生活习惯,防止经口途径或经接触疫水感染寄生虫病。

2. 预防用药

有些寄生虫病可通过服用或涂抹药物进行预防,如氯喹或乙胺嘧啶加磺胺多辛可用于预防疟疾,驱避剂（如防蚴霜）可用于防止吸血节肢动物的叮咬或血吸虫尾蚴的入侵。

土源性寄生虫病

第一节 蛔虫病

蛔虫病是最常见的寄生虫病之一,由似蚓蛔线虫(简称蛔虫)寄生于小肠所引起,人由于食入感染期虫卵而被感染。感染轻者多无明显症状,但异位寄生常可导致严重的并发症。

一、病原学

(一)形态

1. 成虫

蛔虫成虫呈长圆柱形,似蚯蚓,头尾两端逐渐变细,尾部呈圆锥形。虫体存活时呈乳脂色或淡红色,死亡后呈灰白色。雄虫长 15~31cm,粗 2~4cm,尾部向腹面卷曲。雌虫长 20~35cm,粗 3~6cm,有的可长达 49cm,尾端平直。

2. 虫卵

蛔虫卵分为受精卵和未受精卵。受精卵呈宽卵圆形,大小为(45~75)μm×(35~50)μm,常被胆汁染成棕黄色,卵内含 1 个未分裂的卵细胞,卵细胞与卵壳两端间各有一星月形空隙;未受精卵较狭长,多为长椭圆形,少数卵外形不整齐,形态各异,大多呈淡黄色,大小为(88~94)μm×(39~44)μm,卵内充满大小不等的屈光颗粒。

(二)生活史

蛔虫的生活史包括虫卵在外界土壤的发育和幼虫在人体内的发育两个阶段(图 2-1)。

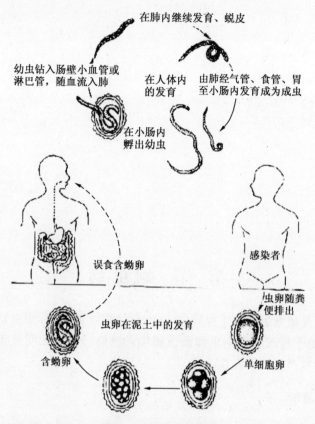

图 2-1　蛔虫的生活史

　　粪便中的受精卵在潮湿、荫蔽、氧气充足和温度适宜的环境中,卵细胞在卵内发育成类杆状蚴,再经1周,卵内幼虫第一次蜕皮,成为第2期杆状蚴(L_2),虫卵即具有感染性。

　　感染期虫卵被人吞食,进入小肠。数小时后,幼虫就可从卵内脱壳而出,侵入小肠黏膜和黏膜下层,经小静脉、肝、右心入肺,穿过肺泡的毛细血管进入肺泡腔。幼虫也可侵入肠淋巴管,经胸导管入静脉而到达肺部。在肺内,幼虫经两次蜕皮,然后沿支气管、气管移行至咽部,被吞咽至食管、胃,进入小肠。在小肠内,幼虫完成第4次蜕皮,发育成为童虫,再经4~5周发育成为成虫。

　　人体自感染至雌虫产卵需60~75d。成虫寿命一般为12~18个月,每条雌虫每天产卵量可达23万至25万个。

二、流行病学

　　蛔虫病的流行历史悠久。2400多年前,我国古代医书中已有关于蛔虫病的详细记载。蛔虫病呈全球性分布,在热带和亚热带地区更为多见。据世界卫生组织(WHO)近年统计,全球蛔虫感染人数高达 13 亿,儿童感染程度较成人严重。全国首次人体寄生虫分布调查结果显示,蛔虫感染率为 47.0%,其中辽宁、福建、云南、海南、浙江、广西、湖南、四川、江西和贵州 10 个省(区)的平均感染率超过 50%。2002—2003 年平均感染率降至 12.6%。人群感染率一般农村高于城市,农民明显高于其他职业人群。

（一）传染源

粪内含有受精蛔虫卵的人是蛔虫感染的传染源。蛔虫卵在荫蔽的土壤或蔬菜上一般可存活数月至 1 年,甚至更长时间;对一些化学品有一定的抵抗力,一般调味品均不能杀灭虫卵;但对有机溶剂如乙醚、乙醇、氯仿、苯及氨、一氧化碳、溴甲烷等气体均很敏感;直射阳光或超过 40℃的高温可杀灭虫卵。蛔虫产卵量大,不需要中间宿主,虫卵在外界可直接发育成为感染期卵,且对外界理化因素的抵抗力强,是蛔虫易于传播的重要原因。

（二）传播途径

经口吞入感染期卵是人体感染的主要途径。

（三）易感人群

人群普遍易感。在地区分布上,农村高于城市。在年龄上,以 5～14 岁儿童感染率最高,15 岁以上人群的感染率逐渐下降。蛔虫感染往往具有家庭聚集性。

三、诊断与治疗

（一）临床表现

蛔虫幼虫在人体内的移行以及成虫在小肠内寄生可引起相应的临床表现。由于蛔虫成虫有钻孔习性,所以还会引起并发症。

1. 幼虫期

蛔虫幼虫在人体内移行,可对肠、肝、肺微血管和淋巴管等组织造成机械性损伤,或者幼虫虫体及代谢产物使人体产生变态反应,主要表现为肺部症状伴有全身性反应,咳嗽、哮喘、呼吸困难甚至发绀,有黏液痰或血痰,血中白细胞总数和嗜酸粒细胞增多,并出现荨麻疹和过敏性肺炎的症状。一般在 1～2 周内可自愈。

2. 成虫期

（1）肠黏膜受损表现。蛔虫成虫在小肠内寄生对肠黏膜(主要是空肠黏膜)可造成机械性损伤。主要表现为腹部饱胀、嗳气、多食或食欲减退、恶心、消化不良、间歇性脐周疼痛或上腹部疼痛、腹泻或便秘等消化道症状。婴幼儿患者主要表现为消化不良,有时可出现吐虫或便虫。

(2)营养不良,尤其是营养差或感染重的儿童易出现。一方面,蛔虫以肠腔内半消化物为食,大量夺取营养物质;另一方面,成虫损伤肠黏膜,引起消化和吸收功能障碍,影响人体对蛋白质、脂肪、碳水化合物及各种维生素的吸收。重度感染儿童可出现消瘦、贫血、智力减退甚至生长发育障碍等表现。

(3)并发症。蛔虫有钻孔的习性,当受到各种刺激,如体温升高、食入辛辣食物、饮酒、服用驱虫药后,虫体可在人体内窜钻,离开肠道进入其他带孔的脏器,引起各种并发症。常见的并发症有以下几种:① 胆道蛔虫症:以儿童及青壮年为多,女性较常见。表现为发病骤然,中上腹或右上腹有剧烈阵发性绞痛,钻凿样感,患者辗转不安、恶心、呕吐,可吐出蛔虫。若蛔虫钻入肝脏,可引起蛔虫性肝脓肿。② 肠道蛔虫症:多见于10岁以下儿童。由于大量蛔虫扭曲引起机械性堵塞,或因蛔虫毒素刺激肠壁引起肠痉挛。表现为起病急骤,有剧烈腹痛,伴频繁呕吐,常吐出胆汁和蛔虫,腹胀明显。梗阻形成后,疼痛加剧,多数病例腹部可摸到包块或有条索感,常随肠管收缩而变硬。有的可发生肠扭曲或肠套叠,甚至肠穿孔,引起局限性或弥漫性腹膜炎。③ 蛔虫性阑尾炎:多见于幼儿,有吐蛔或排蛔史,小儿阑尾根部的口径较宽,易被蛔虫钻入。其临床征象似急性阑尾炎,但腹痛性质为绞痛,且呕吐频繁,易发生穿孔,引起腹膜炎。也有成虫进入腹腔、耳咽管、生殖道、眼部等部位,引起相关并发症。

此外,雌蛔虫侵入组织器官后均可产卵。虫卵停留在侵入脏器的组织中,早期形成嗜酸性脓肿,以后形成肉芽肿病变,较多见于腹腔、肝脏、胰脏、横结肠、肺、胆囊和阑尾等。

(二)诊断

1. 临床诊断

(1)流行病学史。详细询问患者病史,包括流行区居住史、既往病史和诊治情况、近期有无排蛔或吐蛔等相关情况的流行病学资料。

(2)临床特点。出现腹痛等消化系统为主的症状,参见相关幼虫或成虫致病的临床表现和体征,结合血象检查显示嗜酸粒细胞增高,尤其是病原学检查结果有利于蛔虫病的确诊。

2. 实验室诊断

(1)虫卵检查。有以下两种虫卵检查法:① 直接涂片法:取一滴生理盐水于洁净的载玻片上,用棉签挑取适量大便,在生理盐水中涂抹均匀后镜检。涂片厚度以透过涂片大概能辨认纸上的字迹为宜。② 改良加藤厚涂片法(改良 Kato-Katz 法):用塑料刮片透过 80~100 目的尼龙筛刮取粪便样本,将其填充于载玻片上的定量板孔内(粪量为41.7mg)。取下定量板,以浸透甘油-孔雀绿溶液的玻璃纸盖于粪样上,用橡胶塞或另一块玻片将粪样压成椭圆形粪模,室内静置30～60min后镜检。此外,也可用饱和盐水浮聚法、沉淀法、硫酸锌浮聚法等方法检查蛔虫卵。

(2)成虫鉴定。根据虫体的形态特征便可做出诊断。

(3)影像学检查。对可疑蛔虫并发症患者做胃肠道钡餐X线检查可发现肠道蛔虫团阴影。CT扫描可见部分点状或结节状软组织阴影及肝内胆管不同程度扩张等特征性影像。

(三)治疗

1.驱虫治疗

常用的驱虫药有阿苯达唑、甲苯达唑、双羟萘噻嘧啶、伊维菌素、三苯双脒等。

(1)阿苯达唑(又名丙硫咪唑,商品名:肠虫清、抗蠕敏)。该药能抑制虫体对葡萄糖的吸收,对幼虫和虫卵也有杀灭作用。成人剂量400mg顿服,14岁以下儿童剂量减半。少数患者服药后会出现头晕、头痛、恶心、呕吐、腹泻、口干、乏力等现象,一般不需处理可自行消失。伴有心、肝、肾功能不良及化脓性皮炎、活动性溃疡、神经系统疾病的患者以及有癫痫史、药物过敏史者不服为宜,孕妇禁用,2岁以下儿童不宜服用。

(2)甲苯达唑(又名甲苯咪唑,商品名:安乐士)。该药能阻止虫体摄取葡萄糖,对幼虫和虫卵也有杀灭作用。成人剂量400mg顿服(安乐士500mg顿服),或分2次服,14岁以下儿童剂量减半。该药可引起一些轻微症状,少数患者服药后可见胃部刺激症状及头昏、头痛、乏力、上腹不适、恶心、呕吐、腹痛、腹泻和皮疹等,均可自行消失。有时可出现蛔虫游走现象,5%的患者服药后有吐蛔现象。禁忌征同阿苯达唑。

(3)双羟萘噻嘧啶(又名噻嘧啶,商品名:抗虫灵、驱虫灵)。该药是一种广谱驱虫药,能抑制虫体胆碱酯酶,从而阻断神经肌肉的传导,使虫体麻痹而死亡。常用剂量为10mg/kg体重,半空腹顿服。推荐剂量为:3岁以下服1片,3～6岁服2片,7～10岁服3片,11～14岁服4片,15～59岁服5片,60岁以上服4片。该药副作用轻,少数患者服药后有胃肠道症状,如恶心、呕吐、腹痛、腹泻等,一般可自行消失。伴有发热、心肝肾功能不良、动脉硬化的患者应慎用。

(4)复方甲苯达唑(商品名为速效肠虫净,每片含甲苯达唑100mg,盐酸左旋咪唑25mg)。该药能抑制虫体对葡萄糖的吸收,抑制延胡索酸还原酶系统,使ATP的产生受阻。成人常用剂量为2片顿服,14岁以下儿童剂量减半。少数患者服药后有胃肠道症状,如恶心、呕吐、腹痛、腹泻等,一般不需处理可自行消失。伴有发热、心肝肾功能不良、化脓性皮炎、活动性溃疡、神经系统疾病以及有癫痫史、药物过敏者不服为宜。孕妇禁用,2岁以下儿童不宜服用。

(5)复方阿苯咪唑(商品名为赛特斯,每片含阿苯达唑67mg,双羟萘噻嘧啶250mg)。该药具有阿苯达唑和双羟萘噻嘧啶两药的药理作用,能克服单用阿苯达唑排虫缓慢、发生蛔虫游走、穿孔所致的不良反应。常用剂量:成人和7岁以上儿童2片顿服,2~6岁儿童剂量减半。该药副作用轻微,少数患者服药后出现胃肠道症状,如恶心、呕吐、腹痛、腹胀、腹泻等,一般不需处理可自行消失。伴有发热、心肝肾功能不良、化脓性皮炎、活动性溃疡、神经系统疾病以及有癫痫史、药物过敏者不服为宜。孕妇禁用,2岁以下儿童不宜服用。

(6)伊维菌素。该药属国家二类新药,常用剂量为0.1mg/kg体重顿服。少数患者服药后有胃肠道症状,如恶心、呕吐、腹痛、腹胀、腹泻等,一般不需处理可自行消失。伴有发热、心肝肾功能不良、活动性溃疡、神经系统疾病以及有癫痫史、药物过敏者不服为宜。孕妇禁用,2岁以下儿童不宜服用。

(7)三苯双脒。该药是我国自行研制的一类新药。成人常用剂量为300mg顿服。少数患者服药后有胃肠道症状,如恶心、呕吐、腹痛、腹泻等,一般不需处理可自行消失。伴有发热、心肝肾功能不良、活动性溃疡、神经系统疾病以及有癫痫史、药物过敏者不服为宜。孕妇禁用,2岁以下儿童不宜服用。

2. 对症治疗

对由蛔虫幼虫在体内移行所引起的呼吸系统症状,可给予抗过敏、解痉、镇咳和祛痰等对症治疗,对伴有发热的患者及时给予退热、控制感染等处理。重症患者如果因肺水肿出现呼吸困难和发绀,应给予吸氧,并给予激素治疗。

3. 并发症治疗

由蛔虫引起的胆道蛔虫病、蛔虫性肠梗阻和蛔虫性阑尾炎等并发症,应给予及时的对症治疗和处理,如解痉止痛、纠正水电解质失衡、驱虫治疗、控制感染等。对经过保守治疗无效,病情仍不断进展加重者,应及时给予外科手术治疗,以免贻误病情,产生严重不良后果。

四、预防与控制

(一)健康教育

开展健康教育和健康促进,大力普及蛔虫病防治知识,使群众充分认识到蛔虫病的危害性,努力提高自我防护意识,积极参与寄生虫病的查治。做到饭前、便后洗手,不生食未洗净的蔬菜及瓜果,不饮生水,经常保持手部清洁,把好"病从口入"关。

（二）控制传染源

对患者和带虫者进行驱虫治疗，是控制传染源的重要措施。驱虫治疗可消除传染源、降低感染率、减少人群虫负荷和排卵量。驱虫时间宜在感染高峰之后的秋、冬季节，开展驱虫服药工作应因地制宜，根据分类指导的原则，在不同地区采取集体驱虫、目标人群化疗或选择性化疗等不同的措施。

（三）加强粪便管理

不用新鲜粪便施肥，提倡对粪便进行无害化处理，积极推广卫生厕所和无害化厕所。教育儿童讲究卫生，不随地大便。

（四）WHO 推荐依据不同流行率和感染程度采用不同的策略和措施

如果学龄儿童重度感染率（每克粪便含蛔虫卵数 >50000 个）在 10% 以上，无论感染率高低，对妇女（每年 1 次）和 1 岁以上学龄前儿童（每年 2~3 次）普遍给服驱虫药；如果感染率 >50%，学龄儿童重度感染率 <10%，对社区高危人群（包括孕妇）1 年给服驱虫药 1 次；如果感染率 <50%，学龄儿童重度感染率 <10%，采取个体病例管理方式。

第二节　鞭 虫 病

鞭虫病是由毛首鞭形线虫寄生于人体的盲肠、阑尾及升结肠所致的常见肠道寄生虫病。人由于食入感染性虫卵而被感染，轻、中度感染者可无症状，重度感染者常出现腹泻、便血、里急后重、直肠脱垂、贫血与营养不良等表现。

一、病原学

（一）形态

1. 成虫

前部细长（约占体长的 3/5），后部较粗，似马鞭，雌雄异体。雄虫长 30~45mm，尾端向腹面呈环状卷曲。雌虫长 35~50mm，尾端略弯，尾部钝圆。

2. 虫卵

鞭虫虫卵呈纺锤形或橄榄形，被胆汁染成棕黄色，大小为（50~54）μm×（22~23）μm，偶可见 70~83μm 长的大虫卵。卵壳较厚，两端各具有一透明塞状突起的盖塞。虫卵自人体排出时，卵壳内的细胞尚未分裂。

（二）生活史

鞭虫的生活史较简单，无中间宿主，包括成虫和虫卵两个发育阶段（图 2-2）。

成虫主要寄生于人体盲肠，虫数多时也可见于结肠、直肠甚至回肠下端。成虫产卵后，虫卵随粪便排出体外，在外界适宜条件下，发育成感染期虫卵。

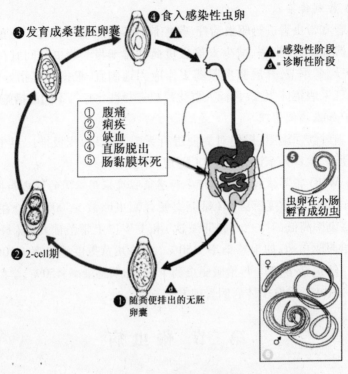

❸ 发育成桑葚胚卵囊

❹ 食入感染性虫卵

▲ⁱ 感染性阶段
▲ᵈ 诊断性阶段

① 腹痛
② 痢疾
③ 缺血
④ 直肠脱出
⑤ 肠黏膜坏死

❺
虫卵在小肠孵育成幼虫

❷ 2-cell期

❶ 随粪便排出的无胚卵囊

图 2-2　鞭虫的生活史

　　感染期虫卵随食物或饮水进入人体,经胃及胰蛋白酶的作用,约 1h 后就能孵出幼虫。幼虫侵入局部肠黏膜,5d 后开始在上皮内移行。感染后 20～29d,可见幼虫位于肠的上皮层内。幼虫经过 4 次蜕皮,发育成为成虫。

　　鞭虫以寄生人体的肠细胞和血液为食,感染后至虫卵被检出的时间一般为 60d,长的可达 90d。成虫可存活 1～3 年。

二、流行病学

　　鞭虫病的流行历史悠久。国外在约 2800 年前的粪便化石中找到了鞭虫卵,我国在距今 2286 年的女尸中发现了鞭虫卵。鞭虫病呈全球性分布,在经济落后、社会不稳定、卫生条件差的热带或亚热带地区,人群鞭虫感染率较高。据 Stephenson 等 2000 年的估计,目前全世界鞭虫感染者约 10.49 亿,以学龄儿童和学龄前儿童为主。我国首次人体寄生虫分布调查结果显示,鞭虫平均感染率为 17.38%,全国的鞭虫感染人数达 2.16 亿。2001—2004 年鞭虫感染率降至 4.63%,人群中儿童感染率高于成人,女性感染率高于男性,不同职业中以渔民的感染率最高。

（一）传染源

鞭虫病患者或鞭虫感染者排出粪便中的鞭虫卵是本病的传染源。每条雌虫每天的排卵量为3000~7000个。鞭虫卵在外界环境中抵抗力较强,在温暖（22℃~23℃）、潮湿（适宜的湿度为近饱和）、荫蔽和氧气充足的土壤中可存活数年之久,但它对干燥、低温的抵抗力不及蛔虫卵。因此,在我国温湿的南方地区人群感染率明显高于干旱的北方地区。

（二）传播途径

通过粪-口途径传播。如果使用新鲜粪便施肥或随地大便,虫卵可借蝇类、鸡、犬等机械性携带或风力散播污染土壤或周围环境。在外界适宜条件下,虫卵发育成为感染期虫卵,通过多种途径经口感染,包括食用含有感染性虫卵或被虫卵污染的不洁蔬菜、瓜果、水体等,生产、游戏或大便后没有洗手而直接取食等。

（三）易感人群

人体对鞭虫普遍易感。

三、诊断与治疗

（一）临床表现

轻度的鞭虫感染者一般无明显的临床症状。鞭虫的致病作用主要包括成虫寄生在人体肠腔所引起的肠壁组织机械性损伤、夺取营养和引起宿主免疫反应等。

1. 消化道症状

鞭虫成虫一般寄生于人体盲肠和升结肠。在重度感染时,其寄生的部位可延伸至结肠、直肠、回肠下段及阑尾。由于虫体机械性损伤肠壁组织及其分泌物的刺激作用,肠壁局部组织出现炎症反应、充血、水肿、点状出血、小溃疡或形成肉芽肿。患者可出现食欲不振、恶心、呕吐、阵发性腹痛、慢性腹泻或便秘、大便隐血或带鲜血,且容易并发肠道细菌感染。

2. 全身症状

鞭虫成虫以吸食人的血液和组织作为营养来源,因此严重感染者肠壁寄生的鞭虫数量较多,损伤也较严重,虫体不断吸食渗出的血液。患者可因长期慢性腹泻而引起营养不良、消瘦、乏力、缺铁性贫血等表现。严重感染的儿童甚至可引起直肠脱垂并出现大出血现象。少数患儿出现心脏扩大、四肢浮肿甚至死亡。

3. 其他表现

部分患者因虫体引起过敏而出现荨麻疹、嗜酸粒细胞增多、发热、头昏、头痛等症状。此外,还可诱发阑尾炎,并发阿米巴痢疾、细菌性痢疾、结肠穿孔、肠梗阻、肠套叠、腹膜脓肿等。偶有报告鞭虫病引起消化道大出血的病例。重度感染的鞭虫病患者可出现杵状指。

（二）诊断

1. 临床诊断

（1）流行病学史。患者有生活或居住于流行病区史,或有与可能的污染物接触的经历。

（2）临床特点。患者无特殊的表现,所以很难根据典型的临床表现来诊断鞭虫病。

2. 实验室诊断

粪便中查到鞭虫卵或内镜检查中发现鞭虫成虫可作为鞭虫感染的依据。

（1）虫卵检查。常用的检查方法包括以下三种:① 直接涂片法:取粪量较少,检出率低,易漏检。② 饱和盐水浮聚法:鞭虫卵密度低于饱和盐水,可浮聚于盐水表层。该法的检出结果远高于直接涂片法,为较常用的检查方法之一。③ 改良加藤厚涂片法（Kato-Katz 法）:取粪量多,操作简便,检出率高,且可定量,为目前国内外常用的粪检方法。

（2）内镜检查。在进行肠道内镜检查时,如果看到游离在肠腔内白色的鞭虫尾部,即可作为确诊的依据。

（3）血液检查。当临床上怀疑鞭虫感染时,可进行血液常规检查。如果嗜酸粒细胞数增多,可提示有寄生虫感染,但仅可作为辅助诊断依据。

（三）治疗

1. 病原学治疗

目前常用的病原学治疗药物包括阿苯达唑、甲苯达唑、伊维菌素、三苯双脒、噻嘧啶等单剂型药物,以及复方阿苯达唑、复方甲苯达唑和复方噻嘧啶等复方型药物。

（1）阿苯达唑。治疗鞭虫时,剂量为200mg,每日2次,3日疗法。服用阿苯达唑后的副作用轻微,可有头痛、头晕、腹泻或腹痛等,多能自行缓解。2岁以下儿童慎用。

（2）甲苯达唑。治疗鞭虫时,剂量为200mg,每日2次,3日疗法。该药物肠道吸收较少,生物利用度低,故不良反应少,偶有头晕、腹痛等症状,极少引起过敏反应或粒细胞减少。

（3）伊维菌素。该药物可抑制线虫间的信息传递,导致虫体因麻痹而死亡。临床上单次使用12mg,口服。

（4）噻嘧啶。该药物可抑制寄生虫胆碱酯酶活性,阻断神经肌肉传导,使虫体肌肉麻痹而随粪便排出体外。临床上可用剂量为 10mg/kg 体重,每日 2次,2 日疗法。

(5) 三苯双脒。一般用量为 200mg,顿服。

(6) 复方阿苯达唑。每片中含阿苯达唑 67mg、噻嘧啶 250mg。治疗鞭虫时,对大于 7 岁的儿童和成人,3 片顿服,2 ~ 6 岁儿童减半,小于 2 岁的婴幼儿或肝功能不全者禁用或慎用。

(7) 复方甲苯达唑。每片中含甲苯达唑 100mg,左旋咪唑 25mg。治疗鞭虫时,每次 1 片,每日 2 次,连服 3 日。

(8) 复方噻嘧啶。每片中含噻嘧啶和酚嘧啶各 150mg,以每日 3 ~ 4mg/kg体重给药,连服 2 日。

2. 对症治疗

如果鞭虫感染较重,出现全身性危害,如生长发育受阻、贫血等,应给予增加营养或铁剂治疗。通常在 1 ~ 2 个疗程后,全身症状会有显著改善。

四、预防与控制

1. 健康教育

通过健康教育和健康促进活动,大力普及鞭虫病防治知识。充分认识鞭虫病的危害性,努力提高自我防护意识,积极参与寄生虫病查治。要养成良好的个人卫生习惯,饭前便后洗手,勤剪指甲。勿随地大便,不饮生水。生吃瓜果、萝卜、红薯、甘蔗等食物时,应洗净后削皮吃。

2. 控制传染源

鞭虫病患者和感染者是本病唯一的传染源。驱虫治疗尤其是集体驱虫治疗,既保护健康,又消除传染源。

3. 环境改变

环境的改变包括道路的改变、住房条件的改善、无害化厕所的建立、完善的环境保洁机制、苍蝇密度的控制措施等。改变生产习惯,如使用经无害化处理过后的人粪施肥、不用手直接接触粪肥等;改变家畜、家禽的饲养模式,对其粪便的堆放和使用进行无害化处理等。

4. 改水改厕

保护水源;因地制宜,改善饮水卫生条件,确保生活用水的清洁卫生,减少虫卵污染蔬菜和手部的机会;采用无害化厕所,对粪便进行无害化处理,降低虫卵对周围环境的污染。

第三节 钩 虫 病

钩虫病是由钩口科线虫感染所引起的疾病。它在减弱患病者体力、降低工作效能等方面的危害远超过其他寄生虫病。在我国,能感染人体并造成危害的钩虫主要包括十二指肠钩口线虫和美洲板口线虫。

一、病原学

(一)形态

1. 成虫

虫体细长,长约 10mm,活体呈淡红色,半透明,死亡后变为灰白色。虫体前端较细,略向背侧弯曲,形成颈弯。十二指肠钩虫口囊腹侧缘有 2 对钩齿,而美洲钩虫则有 1 对板齿。雌雄异体。十二指肠钩口线虫和美洲板口线虫成虫形态鉴别要点如表2-1 所示。

表2-1 两种钩虫成虫形态鉴别要点

鉴别要点	十二指肠钩口线虫	美洲板口线虫
大小	♀ $(10.0 \sim 13.0)$ mm $\times (0.5 \sim 0.6)$ mm ♂ $(8.0 \sim 11.0)$ mm $\times (0.4 \sim 0.5)$ mm	♀ $(9.0 \sim 11.0)$ mm $\times 0.4$ mm ♂ $(7.0 \sim 9.0)$ mm $\times 0.3$ mm
体形	呈"C"形,头与尾端均向背侧弯曲	呈"S"形,头端向背侧弯曲,尾端向腹侧弯曲
口囊	2 对钩齿,1 对副齿	1 对半月形板齿
背辐肋	远端分 2 支,每支再分 3 小支	基部分 2 支,每支再分 2 小支
雌虫生殖孔	中部之后	中部之前
雌虫尾刺	有	无
交合刺	两条,末端分开	两条,末端合并

2. 虫卵

虫卵呈长椭圆形,大小为 $(56 \sim 76)$ μm $\times (36 \sim 40)$ μm,卵壳薄,无色透明。虫卵随粪便排离人体时,卵内细胞数多为 2~4 个,卵壳与卵内细胞之间存在明显空隙。粪便放置过久,虫卵内细胞可继续分裂为多细胞甚至为幼虫。两种钩虫虫卵的形态极为相似,不易区分。

3. 幼虫

幼虫可分为杆状蚴和丝状蚴。杆状蚴分为两期,体壁透明,前端钝圆,后端细尖。丝状蚴口腔封闭,咽管细长,体表覆盖鞘膜。丝状蚴具有感染能力。

两种钩虫丝状蚴的鉴别要点见表 2-2 所示。

表 2-2　两种钩虫丝状蚴的鉴别要点

鉴别要点	十二指肠钩口线虫	美洲板口线虫
外形	圆柱形,虫体细长,头端略扁,尾端较钝	长纺锤形,虫体较短粗,头端略圆,尾端较尖
鞘横纹	不明显	明显可见
口矛	透明丝状,背矛较粗,两矛间距宽	黑色杆状,前端稍分叉,两矛粗细相等,两矛间距窄
肠管	管腔略窄,为体宽的 1/2,肠细胞颗粒丰富	管腔较粗,为体宽的 3/5,肠细胞颗粒少

（二）生活史

两种钩虫的生活史基本相似,均不需要中间宿主（图 2-3）。成虫寄生于宿主的小肠上段,借助口囊内钩齿或板齿咬附在肠黏膜上,以宿主的血液、淋巴液、肠黏膜和脱落上皮细胞为食。两性虫体成熟后交配,雌虫产出受精卵。每条十二指肠钩虫雌虫的产卵量为 10000～30000 个/天,美洲钩虫雌虫的产卵量为 5000～10000 个/天。

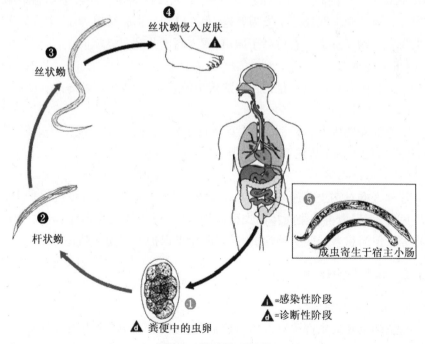

图 2-3　钩虫的生活史

虫卵随宿主粪便排出体外后,在适宜温度(25℃~30℃)和湿度(60%~80%)下,在隐蔽、含氧丰富的疏松土壤中,虫卵内细胞不断分裂,24h内可孵出第一期杆状蚴,土壤中营自由生活,48h后蜕皮发育成为第二期杆状蚴。再经5~6d,完成第2次蜕皮,发育成为感染期丝状蚴。丝状蚴绝大多数生活在距地面1~2cm深的表层土壤中,在自然环境下一般可存活3~4周。

丝状蚴感染宿主的主要途径为经皮肤感染,其中十二指肠钩虫尚可经口腔黏膜感染。丝状蚴具有向温性和向触性。当其与宿主皮肤或黏膜接触时,进入宿主毛细血管和毛细淋巴管,随血流经右心至肺。大部分幼虫可穿破肺部微血管进入肺泡,上行到达会厌,随宿主吞咽,经食管、胃到达小肠。幼虫在小肠内定居,蜕皮2次,发育成为成虫。自幼虫侵入至发育成熟、交配产卵,一般需5~7周。美洲钩虫的寿命较长,可达15年;十二指肠钩虫寿命较短,一般为7年。

二、流行病学

钩虫病呈世界性分布,主要流行于热带、亚热带和温带地区。据WHO(2002年)和美国疾病预防控制中心(2004年)估计,全球至少有10亿人感染钩虫。我国除少数气候干燥、寒冷地区外,其他各地均有钩虫感染。据2001—2004年全国调查结果显示,钩虫感染人数达3930万人,平均感染率为6.12%。两种钩虫混合感染较为普遍,北方以十二指肠钩虫为主,南方以美洲钩虫为主。钩虫感染率农村高于城市,成人高于儿童。

(一)传染源

钩虫病患者和带虫者是钩虫病的传染源。

(二)传播途径

虫卵随粪便排出体外后,在适宜条件下孵出幼虫,发育成为感染期幼虫(丝状蚴),侵入宿主皮肤而感染。

(三)易感人群

各种人群对钩虫普遍易感。人体感染钩虫后可产生部分免疫保护力,属带虫免疫,表现为再感染时体内虫荷减少、新感染虫体发育迟缓、雌虫生殖力下降等。但当患者经驱虫治疗后,人体的免疫保护力会随之消失。

三、诊断与治疗

(一)临床表现

钩虫幼虫和成虫都可对人体造成损害。钩虫病的临床表现可分为三期,即由幼虫引起的皮肤(或黏膜)侵袭期、肺部移行期和成虫在肠道内的寄生期。两种钩虫的致病作用机制基本相似。十二指肠钩蚴引起皮炎者较多,成虫导致的贫血亦较严重,同时还是引起婴儿钩虫病的主要虫种。因此,十二指肠钩虫较美洲钩虫对人体的危害更大。

1. 幼虫所致病变及症状

(1)钩蚴性皮炎。当人体裸露手足下地劳作,接触土壤时,感染性幼虫侵入皮肤可引起钩蚴性皮炎,表现为足趾或手指间皮肤较薄处或足背部及其他暴露部位出现充血斑点或丘疹,继而出现小出血点、丘疹或小疱疹,奇痒无比。挠破后常有继发感染,形成脓疮,最后经结痂、脱皮而愈。病程为2~3周,继发感染时病程可达1~2个月。钩蚴性皮炎俗称"粪毒"或"地痒疹"。

(2)呼吸道症状。感染急性钩蚴后,幼虫移行至肺,穿破肺微血管,可引起出血和炎性细胞浸润。患者常出现阵发性咳嗽、血痰及哮喘,甚至大量咯血,可伴有发热、畏寒等症状,有时出现喉咙疼痛、声音嘶哑等。病程持续1~2周。十二指肠钩虫发生"迁延移行"现象后,病情可反复。

2. 成虫所致病变及症状

(1)贫血。钩虫以其钩齿或板齿咬附于宿主肠壁,一方面以宿主血液和肠黏膜为食,导致宿主失血;另一方面在钩虫摄血时,不断分泌抗凝素,导致咬伤部位不断渗出血液,同时由于钩虫有不断更换吸血部位的习性,可导致更多伤口,从而引起宿主长期、大量失血。钩虫对肠黏膜的损伤会影响宿主对营养物质的吸收,进一步加重贫血程度,故而呈小细胞低色素性贫血。每条美洲钩虫每天所致的失血量为0.02~0.10mL,而十二指肠钩虫每天所致的失血量为0.14~0.26mL。

(2)腹泻和异嗜症。钩虫病早期可出现消化道功能紊乱,如恶心、呕吐、腹泻等,引起的腹泻呈黏液样或水样便,临床上常被误诊。钩虫寄生于肠道常引起消化道出血,以黑便、柏油样便、血便或血水样便为主,有时伴有呕血。钩虫患者食欲多明显增加。个别患者喜食一些粗硬食物,如生米、生果之类。感染及贫血较重者还喜食茶叶、碎纸、木屑、破布、炉灰、水泥、瓦片等,被称为"异嗜症"。

(3)婴儿钩虫病。母体在孕期感染钩虫后,幼虫可能经胎盘或乳汁感染胎儿或婴儿。其临床表现为急性便血性腹泻,大便呈黑色或柏油样,面色苍白,消化功能紊乱,发热,精神萎靡,肺部偶可闻及啰音,心尖区可闻及明显收缩期杂音,肝脾大,贫血比较严重,血红蛋白低至50g/L,生长发育迟缓等。

(4)其他。严重钩虫病患者可出现嗜酸粒细胞增多症、贫血性心脏病等。也有报道钩虫引起慢性肾病、胸膜炎、过敏性紫癜、骨和关节疼痛、阴部脓肿等病症,但比较少见。

（二）诊断

1. 临床诊断

钩虫病的临床症状多无特异性,故单纯靠临床症状常难以确诊。贫血是钩虫病最主要的临床表现,故对小细胞低色素性贫血患者要考虑钩虫病的可能。此外,对异嗜症患者,应怀疑可能患有钩虫病。

2. 实验室诊断

（1）虫卵检查。从粪便中查到钩虫虫卵是钩虫感染的确诊依据。主要检查方法包括直接涂片法、饱和盐水浮聚法和改良加藤厚涂片法（Kato-Katz法）。直接涂片法操作容易、简便,但感染度较轻时易漏检,故需"一送三检",以提高检出率。由于钩虫卵的密度比饱和盐水小,会漂浮在水面,利用此原理检查钩虫虫卵的方法被称为饱和盐水浮聚法。该法虫卵的检出率比直接涂片法的检出率高。

改良加藤厚涂片法（Kato-Katz）操作简单,检出率高,是目前国内外最常用的定量粪检方法,但常因透明过度虫卵变形而造成漏检。

（2）钩蚴培养法。钩蚴培养不仅可确认钩虫感染,且可鉴定虫种,但操作较烦琐,粪便要求新鲜,需培养 3~5d 后才能观察结果。具体操作方法:将滤纸裁剪成与试管等宽但稍长的纸条,取粪便 0.2~0.4g,均匀涂抹在纸条竖部的上 2/3 处,再将纸条插入试管内,加冷开水,以粪便不接触水面为度。将试管置于 31℃ 条件下培养 4d（或 26~30℃6~8d）,吸取沉淀物镜检。

（3）成虫鉴定。粪便经淘洗后可用于钩虫虫种及雌雄的鉴定。

（4）其他检查。内镜检查对疑似感染者具有一定的诊断价值。

（三）治疗

1. 病原治疗

两种钩虫对药物的敏感性不同。目前多数驱虫药物在相同剂量下对十二指肠钩虫的疗效优于美洲钩虫,故驱除美洲钩虫时要适当增加药物的剂量或延长疗程。

（1）阿苯达唑。成人用量为 400mg,每天 1 次或 2 次分服,连服 2~3d,12岁以下儿童剂量减半。少数患者用药后可出现口干、头痛、恶心、呕吐、腹泻等症状,通常症状轻微,且持续时间短。此药孕妇慎用,2 岁以下儿童不宜服用。

（2）甲苯达唑。用量为 100~200mg,每天 2 次,连服 3d。少数患者服药后会出现短暂的乏力、头昏、恶心、呕吐、皮肤瘙痒等症状。孕妇和 2 岁以下儿童不宜使用。

（3）复方甲苯达唑。每片中含甲苯达唑 100mg、左旋咪唑 25mg。成人及

4 岁以上儿童常用剂量为每次 1 片,每日 2 次,连服 3d。

（4）复方阿苯达唑。每片中含阿苯达唑 67mg、噻嘧啶 250mg,常用剂量为成人及 7 岁以上儿童患者 2 片顿服;2~6 岁儿童 1.5 片,顿服。孕妇、哺乳期妇女、2 岁以下婴幼儿及肝功能不全者禁用。

（5）三苯咪唑。该药为国家一类新药,是目前驱除美洲钩虫疗效较好的药物。常用剂量为成人 400mg,14 岁以下儿童剂量减半。该药不良反应较少,少数患者服药后有腹痛、头晕、头痛、困倦等症状,但程度较轻,不需要特殊处理。

2. 对症治疗

（1）钩蚴性皮炎。可采用左旋咪唑涂肤剂,轻者涂擦 2~3 次,重者可连续 2~3d,涂擦 3~6 次。皮肤透热疗法,即用温度为 52℃ 的热水浸泡 30min,或用纱布热敷、艾条熏灸等,可有效止痒、消炎和杀灭钩蚴。

（2）贫血。应积极纠正贫血,一般可口服硫酸亚铁或葡萄糖酸铁,成人剂量为每次 0.3~0.6g,每天 3 次,饭后服用,连服 1~2 周,同时必须结合驱虫治疗。

（3）异嗜症。产生该症状的原因不明,可能与铁损失有关,可补充铁剂治疗。

3. 并发症治疗

（1）继发性感染。幼虫侵入皮肤后常致继发感染,可根据情况采用相应的抗感染治疗。

（2）呼吸系统。轻者在驱虫治疗后,症状可自行缓解,重者则需要对症治疗,如抗炎、解痉、祛痰等。

（3）消化系统。寄生部位的糜烂、溃疡常导致胃炎、肠炎等,可给予抗炎等治疗。

四、预防与控制

1. 健康教育

进一步加强健康教育,使人们充分认识到钩虫病的危害,主动在生产生活中预防钩虫感染,大力营造“驱虫防病,强身健体”的氛围,使防治寄生虫病成为人民群众的自觉行动。

2. 控制传染源

钩虫生活史简单,不需要中间宿主,只有带虫者和患者是传染源,因此对钩虫感染者进行驱虫治疗,能够减少虫卵对环境的污染,对钩虫病的防治具有重要意义。加强粪便管理,对粪便进行无害化处理,能够减少虫卵的广泛散播。同时,采用化学试剂和药物杀灭钩虫虫卵,可进一步减少土壤中虫卵的危害。

3. 切断传播途径

钩虫幼虫主要通过皮肤侵入人体,引起感染,因此要减少和避免皮肤和土壤的直接接触,加强防护,不赤脚下地劳作,从而切断钩虫的传播途径。钩虫幼虫偶尔可经口侵入口腔或消化道黏膜而感染人体,因此食用施过人粪的蔬菜前要洗净并煮熟。

4. 保护易感人群

人群对钩虫普遍易感,但生产和生活中与土壤接触的人群是感染钩虫的主要人群,因此应对这些人群进行重点保护,尽量减少裸露皮肤与土壤直接接触的机会。

第四节 蛲虫病

蛲虫病是由蠕形住肠线虫寄生于人体小肠末端、盲肠和结肠引起的一种寄生虫病。该病呈世界性分布,儿童中常见。

一、病原学

(一)形态

1. 成虫

虫体细胞如棉线头,呈乳白色,雌雄异体,大小悬殊。雌虫体长 8～13mm,线形,中部膨大,尾端长而尖细,约占虫体的1/3。雄虫体长 2～5mm,宽 0.1～0.2mm,尾端向腹侧卷曲。

2. 虫卵

无色透明,呈柿核状,两侧不对称,一侧较扁平,另一侧稍隆起。大小为(50～60)μm×(20～30)μm,卵壳无色透明。卵自虫体排出时,卵内的胚胎已发育至多细胞期,部分卵已发育至蝌蚪期。

(二)生活史

蛲虫的生活史简单,不需要中间宿主(图2-4)。

成虫主要寄生于人体的盲肠、阑尾、结肠及回肠下段,严重感染时也可寄生于小肠上段甚至胃及食管等部位。虫体吸附于肠黏膜上,或在肠腔中游离,以肠内容物、组织或血液为食。雌雄虫交配后,雄虫很快死亡。当人体熟睡时,肛门括约肌松弛,雌虫可自肛门爬出,在肛门周围的皮肤上产卵,每条雌虫可产卵 5000～17000 个。产卵后雌虫大多死亡,少数可再爬回肛门或阴

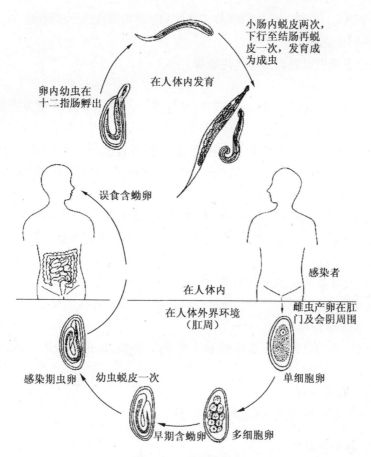

小肠内蜕皮两次，
下行至结肠再蜕
皮一次，发育成
为成虫

卵内幼虫在
十二指肠孵出

在人体内发育

误食含蚴卵

感染者

在人体内

在人体外界环境
（肛周）

雌虫产卵在肛
门及会阴周围

感染期虫卵

幼虫蜕皮一次

单细胞卵

早期含蚴卵　多细胞卵

图 2-4　蛲虫的生活史

道、尿道等处，引起异位损害。产出的黏附在肛门周围的虫卵，由于温度
（34℃～36℃）、湿度（90%～100%）适宜，氧气充足，发育迅速，约 6h 后，卵内
幼虫发育成熟，并蜕皮 1 次，成为感染期虫卵。感染期虫卵可污染手指、衣裤、
被褥、玩具、食物，或黏附在灰尘上，经口进入人体造成自身或他人感染。虫
卵进入人体后，在十二指肠内经宿主消化液作用，孵出幼虫，沿小肠下行蜕皮
2 次，至结肠再蜕皮 1 次发育成为成虫。人自食入感染期虫卵至发育成熟产
卵，需 2～6 周。雌虫寿命一般不超过 2 个月。

二、流行病学

蛲虫感染呈世界性分布。据估计，全球蛲虫感染人数约 5 亿人。我国各省均
有本病的流行，寒带和温带地区较热带区域流行更为普遍。2001—2004 年我国寄
生虫病调查结果显示，12 岁以下儿童蛲虫平均感染率为 10.3%。儿童蛲虫感染率

显著高于成人,且具有儿童集体机构聚集性和家庭聚集性的分布特点。

（一）传染源

蛲虫感染者或患者为本病传染源。

（二）传播途径

通过多种方式经口感染或经肛门逆行感染,主要有以下 4 种方式：

1. 自身感染

雌虫在肛周产卵,常引起皮肤瘙痒,导致患者直接用手挠抓,使虫卵污染手指,经口食入,构成肛—手—口的直接感染。蛲虫卵可在指甲缝中存活 10d 左右。

2. 接触感染

感染期卵污染衣裤、床单、玩具、食物等,儿童因不良卫生习惯接触后经口食入而感染。接触感染是集体机构和家庭传播本病的重要方式。

3. 吸入感染

散布在外界的蛲虫卵因密度小,可借风力或扫地时随尘土悬浮于空气中,也可吸附于飞扬的尘土中,被鼻腔吸入再被吞咽,进入消化道而感染。

4. 自体逆行感染

少数产出的虫卵可在肛周皮肤上孵化出幼虫,幼虫再经肛门进入肠腔,发育为成虫并产卵。

（三）易感人群

各种人群均可感染,但儿童更加易感。

三、诊断与治疗

（一）临床表现

一般蛲虫感染后无明显症状,感染较重的患者在吞入感染卵 2 周后出现症状。

1. 皮肤症状

蛲虫病最突出的症状是夜间肛周皮肤瘙痒,患者常不自觉地挠抓,抓破后造成肛周皮肤破溃、充血、皮疹甚至出现化脓性感染。常伴有噩梦、夜间磨牙、夜惊、失眠、食欲不佳等症状。

2. 消化系统症状

蛲虫寄生可引起胃肠功能紊乱,感染程度较重者可刺激局部肠黏膜,引起炎症或小溃疡,出现恶心、呕吐、腹痛、腹泻、粪便中黏液增多。虫体侵入肠壁组织,可导致肉芽肿,引起腹痛、腹泻等症状,影响患儿生长发育。

3. 精神症状

患者失眠不安,可出现神经功能和心理行为的异常,如烦躁、焦虑、易激动、多动、咬指甲、夜惊、夜间磨牙、注意力不集中、不合群等。

4. 异位寄生

雌虫侵入女性生殖道引起阴道炎、子宫颈炎、子宫内膜炎和输卵管炎,表现为外阴瘙痒、分泌物增多、下腹部隐痛等症状。也可寄生于阑尾组织中,引起蛲虫性阑尾炎,患者以阵发性腹痛、右下腹压痛为主,可伴有恶心、呕吐、发热。如阑尾穿孔,可导致腹膜炎。蛲虫逆行钻入尿道可引起尿道炎,出现尿频、尿急、尿痛等症状。偶可经血液循环侵入肝、脾、肺等处异位寄生,引起内脏器官的损害。患者如有用手指挖鼻孔和吮吸手指等不良习惯,易引起鼻腔异位感染。

(二)诊断

1. 临床诊断

出现肛周或会阴部瘙痒的临床症状时,应考虑蛲虫感染的可能性。

2. 实验室诊断

(1)虫卵检查。常用的方法包括透明胶纸肛拭法和肛周擦拭法。具体操作方法如下:① 透明胶纸肛拭法:预先将 2.2 ~ 2.5cm 宽的市售透明胶带剪成长度与载玻片一样或稍长一些的片段,粘在载玻片上。使用时揭开胶纸,使含胶面接触肛周皮肤,黏取虫卵,重新贴回载玻片后镜检,连续查 3d。② 肛周擦拭法:用生理盐水(或 50% 甘油)湿润的消毒棉签擦拭肛门周围,在滴有 5% 甘油溶液的载玻片上混匀后镜检。

(2)成虫检查。患儿入睡后 1 ~ 3h,仔细检查肛门周围,如有虫体爬出,可用镊子夹住放入 70% 的乙醇溶液内送检。由于蛲虫不是每晚都爬出排卵,故需连续观察 3 ~ 5d。

(三)治疗

1. 病原治疗

(1)阿苯达唑。该药除可杀死成虫外,还可使虫卵不孵化,门诊和集体治疗均可应用,顿服 200mg。蛲虫病患者易自身重复感染,因此治疗后 2 ~ 4 周应重复治疗 1 次。该药不良反应较少。2 岁以下儿童及孕妇不宜服用。

(2)甲苯达唑。用量 100mg,连服 3d。该药不良反应发生率较低,少数患者服药后会出现短暂的乏力、头昏、恶心、呕吐、皮肤瘙痒等症状。

(3)复方甲苯达唑。每片中含甲苯达唑 100mg、左旋咪唑 25mg。成人及 4 岁以上儿童常用剂量为每次 1 片,每日 2 次,连服 3d。

(4)三苯双脒。4 ~ 14 岁的儿童 200mg 顿服,不良反应发生率较低,且程度轻微,无须特殊处理可自行消失。

(5)伊维菌素。剂量为 0.1mg/(kg.d),连服 2d。不良反应轻微,可出现头晕、全身无力、恶心、呕吐等症状,持续时间短暂,一般不需要处理。妊娠期、哺乳期妇女及 2 岁以下儿童不宜服用。对伊维菌素过敏、精神异常及有严重肝肾功能不全的患者禁用。

2. 对症治疗

主要是对肛周皮肤进行杀虫和止痒,采用的药物有 10% 的氧化锌软膏、2% 的氧化氨基汞软膏等。

3. 并发症治疗

对由虫体异位寄生所引起的并发症,应及时进行治疗。治疗措施包括手术治疗、抗生素治疗等。

四、预防与控制

预防控制原则是治疗与预防同时进行,个人防治与集体防治同步进行。

（一）加强个人防护

开展卫生宣传教育,教育孩子养成良好的卫生习惯,饭前便后要洗手,纠正吸吮手指的不良习惯,勤剪指甲,勤洗会阴,勤换内裤和被褥等。蛲虫病患儿不要穿开裆裤,不要用手接触肛门,治疗的同时应每天将内裤进行煮沸消毒,以杀灭虫卵。集体生活的儿童如有人患病,老师和同学应同时接受检查和治疗。

（二）改善环境卫生

幼儿园等儿童聚集场所,床位间应有一定的距离,衣服、玩具和食器应定期消毒,地面应定期进行吸尘与杀卵消毒,被褥和床单应定期进行日晒处理。

第五节　肝毛细线虫病

肝毛细线虫病是由肝毛细线虫偶尔寄生于人体肝脏所引起的一种寄生虫病。肝毛细线虫常寄生于鼠类等哺乳动物,人体感染较少见。

一、病原学

（一）形态

1. 成虫

虫体外形纤细,雌雄异体。雌虫较长,为 $(53 \sim 78) \mathrm{mm} \times (0.11 \sim 0.20) \mathrm{mm}$,尾端呈钝锥形;雄虫稍短,为 $(24 \sim 37) \mathrm{mm} \times (0.07 \sim 0.10) \mathrm{mm}$,尾端有一突出的交合刺。

2. 虫卵

虫卵呈椭圆形,卵壳厚,分两层,层间有反射状纹。外层有明显的凹窝,两端各有透明塞状物,但不凸出于壳外。形态与鞭虫卵相似,但较大。

（二）生活史

肝毛细线虫不需要中间宿主，成虫寄生于宿主的肝脏组织中，产卵于肝脏，虫卵沉积在肝脏中不能发育，也无法排出，只有当宿主死亡，其尸体腐烂分解后才释放虫卵；或肝脏被犬、猫等宿主吞食后，肝脏组织被消化，虫卵随其粪便排出体外，在潮湿土壤中发育成为感染期虫卵，人或其他终宿主由于吞食被感染性虫卵污染的食物或饮水而感染。感染后24h内虫卵于盲肠内孵出幼虫并钻入肠黏膜，经肠系膜静脉、门静脉到达肝脏进行发育成熟。感染后20～30d，虫卵即可出现在肝脏。成虫寿命40～59d。肝毛细线虫主要寄生在肝脏，但也可异位寄生在其他组织和器官。

二、流行病学

肝毛细线虫病是一种呈世界性分布的人兽共患寄生虫病。迄今为止，全世界确诊为肝毛细线虫病至少有33例，且大多为死后尸检发现。我国仅发现3例人体感染病例。虽然报道的病例不多，但大多会引起患者死亡。1988—1992年我国首次人体寄生虫调查发现了14例肝毛细线虫的假性感染，是由于食入含肝毛细线虫虫卵的生鼠肝或兔肝，虫卵仅通过人体消化道随粪便排出，人体并未感染。

该病的传染源为患肝毛细线虫病的动物。人感染是由于食入被感染性虫卵污染的食物或水引起。感染者大多为低年龄的贫困儿童，与其卫生知识欠缺、食入不洁食物、居住条件差、房屋内有鼠等因素有关。

三、诊断与治疗

（一）临床表现

人类感染多见于儿童。患儿多有异嗜症，成人感染多为精神异常。多数患者临床表现严重，病情急，有嗜睡、高热等症状，似脓毒血症。患者还有厌食、恶心、呕吐、腹泻、肝大至肋下8cm或更大等表现，部分患者脾肿大，血常规检查显示嗜酸粒细胞显著增多，出现低血红蛋白性贫血等。

（二）诊断

本病缺乏特异性的临床症状，诊断较困难，故肝组织活检取结节压片查找虫卵是最可靠的确诊方法。

（三）治疗

治疗药物包括甲苯达唑和阿苯达唑，但这两种药2岁以下儿童禁用。甲苯达唑使用剂量为：4岁以上儿童及成人100～200mg顿服，4岁以下儿童减半，必要时重复服药1次。阿苯达唑使用剂量为：12岁以上儿童及成人400mg顿服，

12 岁以下儿童每天 200mg 或 10mg/kg 体重,必要时重复服药 1 次。

四、预防与控制

预防本病的措施包括注意个人卫生和饮食卫生,严格防止婴幼儿食入泥土或脏物,注意环境卫生和扑杀居室内的鼠类等。

第六节　艾氏同小杆线虫病

艾氏同小杆线虫属小杆总科的小杆科。该虫属于自由生活的线虫,常出现于污水及腐败的植物中,偶可侵入人体,寄生在消化和泌尿系统,引起艾氏同小杆线虫病。

一、病原学

（一）形态

1. 成虫

虫体呈细圆柱状,体表光滑,尾部极尖细,末端呈细针状。雌雄异体。雄虫长约 1.22mm,生殖器官为单管型,末端有 1 对交合刺,引带呈船形;雌虫长约 1.55mm,生殖器官为双管型,子宫内含 4～6 个卵。

2. 虫卵

虫卵呈长椭圆形,大小为(48～52)μm×(28～32)μm,无色透明,壳薄而光滑,内有一卵细胞,卵细胞与卵壳之间有明显的空隙。艾氏同小杆线虫虫卵的形态与钩虫卵相似,但略小。

3. 幼虫

虫体长约 0.21mm,食管长,呈杆状,肠管不明显,常有颗粒状物,尾部长而尖细。

（二）生活史

营自由生活,雌雄交配后产卵,适宜条件下,卵孵出杆状蚴,杆状蚴进食、生长、蜕皮、发育至自由生活的幼虫和成虫,常生活在腐败的有机物中,也常出现在污水中。当人在污水中游泳、嬉戏、捕捞水产品而接触污水或误饮污水时,幼虫经口进入消化道或经泌尿系统上行感染人体,在人体消化道或泌尿系统中发育、产卵。

二、流行病学

艾氏同小杆线虫常栖息于污水中,人可因偶尔饮用或接触污水而感染。

我国至今零星报道病例近150例,其中多数从粪便中检出,少数从尿液中检出。此外,日本、墨西哥和以色列也有病例报道。

人体感染途径可能是幼虫经口进入消化道或经泌尿系统上行感染,如通过游泳、下水捕鱼时接触污水或误饮污水而感染。

三、诊断与治疗

(一)临床表现

虫体寄生于消化道,多数无明显症状和体征,少数出现食欲减退、消瘦、营养不良、间断性腹痛、腹泻或便秘等症状。寄生于泌尿系统可引起发热、虚弱、头痛、腰痛、血尿、蛋白尿、尿频或尿痛等症状和体征。

(二)诊断

本病缺乏特异性症状,临床上诊断较困难。在患者尿液沉淀物中或粪便中检获虫体或虫卵即可确诊。对于粪检或尿液沉淀物检查阴性者,可取粪便或尿液沉淀物,用试管培养法检测成虫。

(三)治疗

可用阿苯达唑治疗,剂量为成人每天400mg,12岁以下儿童每天200mg或10mg/kg体重,连服3d。2岁以下儿童禁用。

也可使用甲苯达唑、三苯双脒等进行治疗。

四、预防与控制

预防措施包括注意个人卫生、避免饮用污水、不在污水中游泳或嬉戏、避免接触腐败的植物等。

第七节 溶组织内阿米巴病

溶组织内阿米巴病是一组由溶组织内阿米巴感染所致的原虫病,按感染部位可分为肠阿米巴病和肠外阿米巴病。溶组织内阿米巴首次发现于1875年,隶属于内阿米巴科阿米巴属。

一、病原学

(一)形态

溶组织内阿米巴包括滋养体和包囊两个发育阶段。滋养体是活动、摄食和增殖阶段,也是致病阶段。包囊是静止、不摄食阶段,四核包囊为感染阶段。

1. 滋养体

滋养体具侵袭性,可吞噬红细胞。体长 10 ~ 60μm。内、外质区分明显,外质透明,内质富含颗粒,含有一个细胞核,核仁小,常居中,核边缘有分布均匀的精细染色质颗粒。胞质内可见吞噬的红细胞,有时还可见白细胞和细菌。滋养体可借助于单个伪足做定向运动,运动活跃,形态多变。

2. 包囊

包囊大小随其成熟程度而定,一般直径为 11 ~ 14μm,呈球形,有 1 ~ 4 个核,核结构与滋养体相似。含有 1 个或 2 个核的包囊为未成熟包囊,胞质内常见短棒状拟染色体和糖原泡。四核包囊为成熟包囊,拟染色体和糖原泡消失。

(二)生活史

人为溶组织内阿米巴的适宜宿主,但虫体偶可在猫、狗和猴等动物体内寄生。溶组织内阿米巴的生活史简单,包括滋养体和包囊两个时期(图 2-5)。人为溶组织内阿米巴的适宜宿主,猫、狗和猴等动物体内偶可寄生。包囊后随粪便排出,在适宜环境中可存活数周。成熟的四核包囊随被其污染的食物

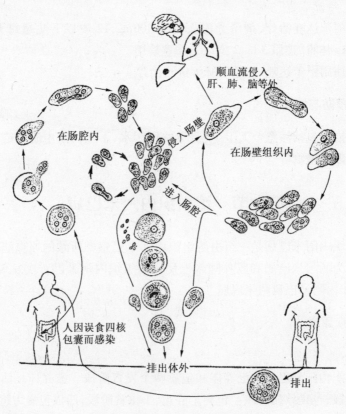

图 2-5 溶组织内阿米巴的生活史

或饮用水经口摄入,到达回肠末端或结肠。由于囊内虫体活动和肠道内酶的作用,囊壁变薄,囊内虫体脱囊而出,虫体经 3 次胞质分裂和 1 次核分裂形成 8 个滋养体,随即在结肠上段摄食并进行二分裂繁殖。随着肠内容物脱水和环境变化等因素的刺激,虫体形成包囊前期,并分泌厚囊壁,经 2 次有丝分裂形成四核包囊随粪便排出体外。滋养体和包囊均可随粪便排出体外。包囊抵抗力强,在外界潮湿环境中可保持活力数天至 1 个月,但在干燥环境中易死亡;而滋养体对外界的抵抗力弱,在自然环境中只能短暂存活。

二、流行病学

溶组织内阿米巴病呈世界性分布,在热带和亚热带地区最常见。世界各地的感染率很不一致,与当地社会经济文化水平、环境卫生条件及生活习惯密切相关。据 1988—1992 年我国人体寄生虫分布调查报告显示,我国溶组织内阿米巴的平均感染率为 0.95%,估计全国感染人口为 1069 万,感染率一般农村高于城市,人群感染的高峰年龄为 14 岁以下的儿童和 40 岁以上的成人。

(一) 传染源

粪便中带包囊的患者和无症状的带虫者为本病的传染源,其中无症状带虫者为最重要的传染源。

(二) 传播途径

阿米巴病主要是通过食入被成熟包囊污染的食物、饮水等经口感染。儿童主要通过手—口途径传播。此外,还存在性接触传播、经媒介昆虫(苍蝇、蟑螂等)传播等途径。

(三) 易感人群

各种人群对溶组织内阿米巴普遍易感。患阿米巴病的高危人群包括旅游者、流动人口、弱智低能人群、同性恋者,而严重感染往往发生在儿童、孕妇、哺乳期妇女、免疫力低下者、营养不良或恶性肿瘤患者及长期应用肾上腺皮质激素者。

三、诊断与治疗

(一) 临床表现

1. 肠阿米巴病

肠阿米巴病多发于盲肠和升结肠,其次为乙状结肠、直肠和阑尾,有时可累及回肠。临床上可分为急性期和慢性期。

急性肠阿米巴病的症状从轻度、间歇性腹泻到暴发性、致死性痢疾表现不等。典型的阿米巴痢疾表现为一天腹泻数次至数十次,排果酱色、腥臭味粪便,称"血中带脓",大多数患者有局限性腹痛、腹胀、里急后重、厌食、恶心、呕吐等症状。急性暴发性痢疾多见于儿童,可出现大量的黏液血便、发热、低血压、广泛性腹痛、强烈而持续的里急后重、恶心、呕吐、腹水等症状和体征,部分患者可发展成肠穿孔或肠外阿米巴病。

慢性肠阿米巴病主要表现为间歇性腹泻,或与便秘交替出现,大便呈黄糊状,恶臭,可带少量黏液及血液,同时伴有腹痛、腹胀和体重下降。病程可持续1年以上,甚至达5年之久。有些患者出现肠阿米巴肿,呈团块状损伤。

2. 肠外阿米巴病

溶组织内阿米巴滋养体可经血行播散到其他组织和器官,如肝、肺、脑等,引起肠外阿米巴病,其中以阿米巴性肝脓肿最常见。肝脓肿患者常有右上腹痛并可向右肩放射,出现发热、肝大伴触痛,以及寒战、盗汗、厌食和体重下降等全身表现,少数患者可出现黄疸。肝脓肿穿刺可见带有腥臭味的巧克力酱样脓液,且穿刺液涂片可检出滋养体。脓肿可破入胸腔、腹腔,少数情况下可破入心包。

肺阿米巴病常发生于右肺下叶,常由肝脓肿穿破膈肌而继发。患者有胸痛、发热、咳嗽等表现,形成肺支气管瘘后则咳巧克力酱样痰。若脓肿破入胸腔,则出现脓胸。

脑脓肿多为中枢皮质的单一脓肿,绝大多数脑脓肿患者合并肝脓肿,有头痛、呕吐、眩晕、精神异常等表现。阿米巴脑脓肿病程进展迅速,如不及时治疗,病死率较高。

皮肤阿米巴病较少见,常由直肠病灶播散到会阴部引起,继而播散到阴茎、阴道甚至子宫。

3. 并发症

常见的并发症包括急性肠穿孔伴继发细菌性腹膜炎、肠出血、肠道狭窄梗阻、阑尾炎和中毒性巨肠症等。

(二)诊断

1. 临床诊断

对于肠阿米巴病,可根据临床表现,如粪便性状、里急后重、腹痛等症状做出临床诊断。

对于肠外阿米巴病,应结合肠道感染病史、相应的临床症状和体征、影像学检查显示脏器的占位性病变,进行综合分析后做出临床诊断。

2. 实验室诊断

(1)病原学检查。患者粪便或组织中检查出溶组织内阿米巴滋养体或包囊,可作为确诊的依据。主要病原学检查方法包括生理盐水直接涂片法、碘液染色法和活组织检查等。此外还有体外培养和核酸诊断等方法。

（2）免疫学检查。包括血清中特异性抗体和患者脓液、血清及粪便标本中的抗原检测，可用于阿米巴病的临床辅助诊断和流行病学调查。

（3）其他检查。对于肠阿米巴肿患者，可采用钡餐造影 X 线检查和肠镜检查。对于肠外阿米巴病，可应用超声波检查、CT 扫描、磁共振等辅助诊断方法。

（三）治疗

1. 病原治疗

阿米巴病的治疗有两个基本目标：一是治愈肠内外的侵袭性病变，二是清除肠腔中的包囊。常用药物如下：

（1）甲硝唑。甲硝唑适用于治疗阿米巴痢疾和肠外急性阿米巴病，尤其适用于妇女、儿童及体弱者。治疗肠阿米巴病时，成人每次 400mg，每天 3 次，连服5~10d，饭后服用。治疗肠外阿米巴病时，成人每次 500~800mg，每天 3 次，连服 10~20d（800mg 为大剂量，慎用）。儿童采用 35~50mg/（kg·d），分 3 次口服，连服 7~10d，饭后服用。部分患者服药后可出现轻度头痛、恶心、呕吐、腹痛、腹泻和持续性金属味等不良反应，超剂量服用可发生运动失调或癫痫样发作。孕妇和对本品过敏者或慢性酒精依赖者以及有血液疾病和中枢神经疾患者禁用。本药可随乳汁排泄，故服药期间和停药后 24h 内应暂停喂奶。

（2）替硝唑。它对阿米巴肝脓肿的疗效优于甲硝唑，对阿米巴痢疾的疗效与甲硝唑相似。治疗急性阿米巴痢疾时，成人每次 600mg，口服，每天 2 次，连服 5d；或每次 2g，每天 1 次，连服 2~3d，儿童 50mg/（kg·d），口服，每天 1 次，连服 3d。治疗肝脓肿时，每天 2g，顿服，连服 3~6d。偶有食欲缺乏、腹部不适、便秘、腹泻、恶心、皮肤瘙痒等不良反应。

（3）奥硝唑。奥硝唑适用于治疗阿米巴痢疾。成人每晚 1.5g，连用 3d，儿童 40mg/（kg·d），饭后口服，连服 3d。不良反应有头晕、头痛及胃肠道症状。患有神经疾患或对该药有过敏史者禁用。

（4）其他。用于治疗的药物还包括喹碘方、双碘喹啉、卡巴肿、氯苯草酰胺、泛喹酮等。

2. 对症治疗

肠阿米巴病患者急性期应注意休息，进流质或半流质少渣高蛋白饮食，重症体弱患者可适当输血或输血浆。

阿米巴肝脓肿患者可进高蛋白、高热量饮食，注意补充维生素及铁剂，并采用支持疗法。

暴发型患者应及时补液,纠正水、电解质紊乱。

慢性患者应加强营养,增强体质。

3. 并发症治疗

对于阿米巴性脓肿,主要采取穿刺排脓、手术引流等措施,同时使用抗生素,以控制继发细菌感染。

四、预防与控制

(1)控制和管理好传染源,加强监测工作,及早发现溶组织内阿米巴病患者和带虫者,并给予彻底治疗。

(2)加强粪便和水源管理,对粪便、垃圾和污水进行无害化处理,并保护好生活饮用水,注意个人卫生和饮食卫生,不喝生水,不生吃蔬菜,瓜果要洗净后食用。

(3)幼儿教育机构要搞好环境卫生。外出旅游者,可预防性服药,以防感染。

第八节 蓝氏贾第鞭毛虫病

蓝氏贾第鞭毛虫病是由蓝氏贾第鞭毛虫(简称贾第虫)引起的一种肠道寄生虫病。患者以腹痛、腹泻和消化不良为主要症状。由于该病在旅游者中较多发生,故又称"旅游者腹泻"。蓝氏贾第鞭毛虫也是一种机会致病原虫,可与艾滋病合并感染。目前,该病被列为全世界危害人类健康的 10 种主要寄生虫病之一。

一、病原学

(一)形态

1. 滋养体

两侧对称,前端宽钝,后端尖细,背面隆起,腹面扁平。腹面前半部向内凹陷成吸盘,借此吸附于宿主肠黏膜上。虫体呈倒置的纵切面梨形,长 9.5 ~ 21μm,宽 5 ~ 15μm,厚 2 ~ 4μm。虫体有鞭毛 4 对,轴柱 1 对。

2. 包囊

包囊呈椭圆形,大小约 $(8 ~ 12)\mu m \times (7 ~ 10)\mu m$。囊壁较厚,囊壁与虫体之间有明显的空隙。包囊内含 2 个或 4 个细胞核,且多偏于一端。囊内可见鞭毛、丝状物、轴柱等早期结构。

(二)生活史

贾第虫的生活史简单,包括滋养体和包囊两个发育阶段(图 2-6)。滋养体为营养繁殖及致病阶段;包囊为传播阶段,其中成熟四核包囊为感染阶段。成熟包囊随被其污染的饮水和食物进入人或动物体内,在十二指肠脱囊形成2个滋养体,滋养体借吸盘吸附于肠壁,以纵二分裂方式繁殖。滋养体落入肠腔,随食物下行至回肠下端或结肠,受肠内容物脱水和环境变化等因素刺激,滋养体分泌囊壁形成包囊并随粪便排出。滋养体主要寄生于十二指肠或空肠上段,偶可在胆囊中发现。一般在成形粪便中只能找到包囊,腹泻者粪便中可发现滋养体。

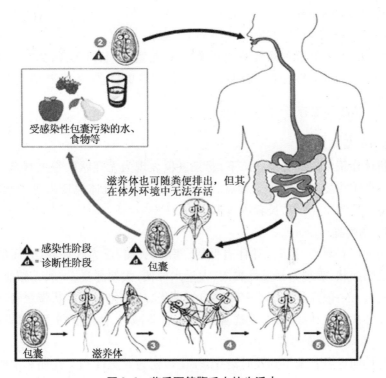

图 2-6 蓝氏贾第鞭毛虫的生活史

二、流行病学

蓝氏贾第鞭毛虫病呈世界性分布,热带、温带及寒带地区有流行的报道。据 WHO 估计,全球人群感染率为 1% ~ 30%。我国呈全国性分布,据 1988—1992 年人体寄生虫分布调查发现,新疆人群感染率最高,达 9.26%。本病夏秋季发病率较高,儿童高于成人,有家庭聚集现象。旅游者中较常见。

（一）传染源

排出蓝氏贾第鞭毛虫包囊的患者、带虫者和动物保虫宿主均为该病的传染源。动物保虫宿主主要包括家畜(牛、马、羊等)、宠物(犬、猫等)及野生动物(河狸、狼等)。感染者粪便中排出的包囊不仅数量巨大(一次高达4亿),且在外界环境中具有较强的生存能力(水中可存活1个月,潮湿粪便中可存活3周)。

（二）传播途径

传播途径主要包括水源性传播、食物性传播、人源性传播和性传播。摄入被污染的饮水或食物以及人与人之间的密切接触可导致经手—口途径传播,造成本病的流行和暴发。此外,蓝氏贾第鞭毛虫通过性传播的现象目前日益受到人们的重视。

（三）易感人群

各种人群对蓝氏贾第鞭毛虫普遍易感,儿童、年老体弱者、免疫功能低下者、旅游者、男性同性恋者、胃酸缺乏及胃切除者更易感。

三、诊断和治疗

（一）临床表现

机体在正常免疫功能状态下,感染者仅表现为无症状的带虫状态。临床表现的严重程度与虫体感染程度、感染者的年龄和机体免疫力等因素有关。潜伏期一般为1~2周,长者可达45d。

1. 急性期

初期可有恶心、厌食,并伴有低热、寒战、头痛、乏力等症状,继而出现该病的典型症状,表现为暴发性腹泻、大量水样便,大便恶臭,一般无脓血,可有少量黏液。一般症状持续5~7d后自行消失,或转化为无症状带虫者。但儿童感染者病程常持续数月,出现营养不良、体重减轻、体质虚弱、脂肪泻等。

2. 亚急性或慢性期

急性期患者若未得到及时治疗,往往转化为亚急性或慢性期。主要表现为间歇性短时间内排恶臭味软便(或粥样),粪便内一般无脓血和黏液,可伴有腹胀或腹部痉挛性疼痛、肠胀气、恶心、反酸、便秘、体重减轻等症状。病程长短不一,少数患者病程可持续数年。严重感染患儿若未及时治疗,其病程可持续很长时间,可出现消瘦、贫血、肝脾肿大、营养吸收不良和生长发育迟缓或障碍等。

蓝氏贾第鞭毛虫偶可侵入胆道和胆囊,引起胆管炎或胆囊炎,主要表现为右上腹压痛、发热、乏力、厌油、恶心、呕吐及肝脏肿大等,少数可出现黄疸。

（二）诊断

1. 临床诊断

对存在暴发性腹泻或以长期、间歇性腹泻为主的消化不良综合征者,可考虑本病的可能,应做进一步检查。有饮用生水史、严重营养不良者、免疫功能低下人群或为非流行区进入流行区的旅游者等流行病学特征,对本病的进一步诊断具有一定的参考价值。

2. 实验室诊断

(1)病原学诊断。检获滋养体或包囊是确诊的依据。采用生理盐水直接涂片法、碘液染色法、压片及 Giemsa 染色等方法检查粪便样本、十二指肠液或小肠活体组织样本中的滋养体或包囊。

(2)免疫学诊断。免疫学诊断方法具有较高的敏感性和特异性,可作为临床辅助诊断方法。常用方法包括间接酶联免疫吸附试验(ELISA)、间接荧光抗体试验(IFAT)和对流免疫电泳(CIE)等方法。

(3)分子生物学诊断。多采用 PCR 方法扩增虫体特异性基因片段进行诊断,目前已有诊断试剂盒出售。

(三)治疗

常用的病原学治疗药物主要包括几下几种:

(1)甲硝唑是抗贾第虫的首选药。成人每次口服250mg,每天3次,连服5d;儿童用量为 15mg/(kg·d),分3次口服,连服 5~7d,饭后服用。孕妇和哺乳期妇女禁用。

(2)替硝唑口服剂量为 50mg/kg 体重,顿服。偶有食欲缺乏、腹部不适、便秘、恶心、皮肤瘙痒等不良反应。

(3)呋喃唑酮。成人每次100mg,每天3~4次,连服7~10d;儿童用量为6mg/(kg·d),分4次口服,连服7~10d。其不良反应轻微,偶有溶血性贫血和黄疸,停药后可自行消失。

(4)奥硝唑。成人每晚1.5g,连用1~2d,儿童用量为40mg/(kg·d),每天1次,饭后口服,连用1~2d。神经系统疾病患者或对该药有过敏史者禁用。

此外,对急性期腹泻严重和全身反应明显的病例,除给予抗病原治疗外,必须同时纠正水电解质紊乱。

四、预防与控制

(1)加强关于本病的宣传教育,提高自我保护意识,杜绝本病的传播。

(2)积极治疗患者和无症状携带包囊者。

(3)加强人和动物宿主粪便管理,防止水源污染。

(4)搞好饮食和个人卫生,尤其注意学校、幼托中心等儿童聚集场所的环境卫生。

（5）对艾滋病患者和其他免疫功能缺陷者均应采取预防贾第虫感染的措施。

第九节　自由生活阿米巴所致疾病

在自然界的水体和泥土中,存在着许多种类的自由生活阿米巴,其中有些种株为兼性寄生原虫,偶尔感染人体后可引起中枢神经系统的急性或慢性炎症、眼部疾患及皮肤损伤。常见的有双鞭毛阿米巴科的耐格里属、棘阿米巴属、狒狒巴拉姆希阿米巴(又称山魈巴拉姆斯阿米巴)和匀变虫。

一、病原学

（一）形态

这些阿米巴的生活史中均有滋养体和包囊两个发育阶段。

1. 耐格里属阿米巴

滋养体呈狭长或椭圆形,体长 $10 \sim 35\mu m$,虫体一端有一圆形或钝性的伪足,运动活泼,具有泡状核,核仁居中,大而致密,核膜和核仁之间有明显的晕圈。滋养体在不适宜环境中可发展成梨形、具有一对或多根鞭毛的滋养体,即鞭毛型滋养体,该阶段运动活泼,不取食,不分裂,亦不形成包囊。鞭毛型维持时间短暂,24h 后可转化为阿米巴型。包囊呈圆形,直径 $7 \sim 10\mu m$,囊壁光滑有空,核与滋养体核相似。

2. 棘阿米巴属阿米巴

滋养体为多变的长椭圆形,体长 $20 \sim 40\mu m$,为无鞭毛型。除了具有叶状伪足外,体表尚有许多棘刺状伪足,可做不定向的缓慢运动。包囊呈圆形,长 $9 \sim 27\mu m$,两层囊壁,外壁有特殊皱纹,内壁光滑,形状多变,胞质内布满细小颗粒,单核,常位于包囊中央。

3. 狒狒巴拉姆希阿米巴

滋养体呈独特带状,含一大的泡状核,核仁居中,长 $12 \sim 60\mu m$,有指状(板状)伪足,伪足上可再伸出伪足,似蟹样行走,运动较慢。成熟包囊呈圆形,长 $6 \sim 30\mu m$。

4. 双核匀变虫

滋养体表面光滑,偶向外伸出微小的皱褶,运动时呈长方形,长 $40 \sim 60\mu m$,内含两个扁平的细胞核。滋养体经一定时间的生长后成对聚集,形成包囊。包囊呈圆形,双层囊壁,每个包囊中含两个滋养体。

（二）生活史

致病性自由生活阿米巴的生活史较简单。在自然界中普遍存在于水体（井水、泉水、污水、湖泊水、未消毒的游泳池水、积聚的空调水等）、淤泥、尘土和腐败植物中。滋养体以细菌为食料，进行二分裂繁殖，并可形成包囊。耐格里属阿米巴具有双态性，即在水中可暂时形成有 $2 \sim 9$ 根鞭毛的鞭毛型滋养体和平时具伪足的阿米巴型滋养体。而棘阿米巴属无鞭毛型时期。在外界不利环境中，滋养体则由囊壁包绕，形成包囊。棘阿米巴包囊对寒冷、干燥、自来水和各种微生物药剂都具有很强的耐受性，加之虫体轻，可飘浮在空气中、尘土上。狒狒巴拉姆希阿米巴除滋养体结构和不能在含细菌的琼脂培养基上生长而必须在哺乳动物细胞内培养外，其余特点与棘阿米巴相似。

二、流行病学

耐格里属阿米巴主要存在于温暖的环境中，土壤、污水甚至海水中均可分离到该原虫。不同地域虫株的致病性存在差异。其他自由生活致病性阿米巴在自然界中广泛分布，土壤、水体（包括天然水及经过处理后的水）、空气、灰尘中均可分离到。近年来，在免疫功能低下人群中自由生活阿米巴所致疾病有上升趋势，感染的病原体主要为棘阿米巴属阿米巴和狒狒巴拉姆希阿米巴。

（一）传染源

该类疾病的传染源主要为来源于环境中自由生活的致病性阿米巴原虫。

（二）传播途径

耐格里属阿米巴感染前均有水体接触史，包括用水洗鼻孔、游泳、潜水或用河水、池塘水、泉水进行洗礼等，滋养体或包囊通过皮肤、眼、鼻腔进入人体后感染，也存在昆虫机械性携带包囊的可能性。在气候干燥的地区，有包囊吸入感染的报道。

棘阿米巴主要通过直接接触感染，游泳时污水溅入眼内是最常见的感染方式。近年来，用污染的洗涤液清洗隐形眼镜成为另一种感染方式。

（三）易感人群

一般有水体接触（如游泳）的人群为患病的高危人群。另外，免疫抑制患者也易患病。

三、诊断和治疗

（一）临床表现

1. 耐格里属阿米巴所致疾病

耐格里属阿米巴中仅福氏耐格里阿米巴可致病，它可引起致命的原发性阿米巴脑膜脑炎。该病多见于健康儿童及青壮年。潜伏期1~7d,发病急,迅速恶化,早期突然高热,持续性单颞或双颞疼痛,伴恶心、呕吐等,经1~2d即出现脑水肿征象,迅速转入瘫痪、谵妄、昏迷。患者常在1周内死亡。

2. 棘阿米巴属阿米巴所致疾病

棘阿米巴属可引起三类疾病,分别为肉芽肿性阿米巴脑炎、散播性阿米巴病、阿米巴性角膜炎。

（1）肉芽肿性阿米巴脑炎。病原体主要是柯氏棘阿米巴。该病是一种亚急性弥散性脑炎,起病隐匿,潜伏期较长,发病至死亡所需时间为7~120d。临床以占位性病变的表现为主,大多数患者有局灶性神经损伤,其他症状有精神病变、癫痫发作、偏瘫、头痛、假性脑膜炎、视觉障碍、共济失调、恶心、呕吐、幻觉、性格改变、畏光、睡眠紊乱等。病灶中滋养体和包囊可同时存在。肉芽肿病变除存在于中枢神经系统外,还常见于肾上腺、肾、肺等器官,受累器官有时出现出血或坏死。

（2）阿米巴性角膜炎。患者多为成年健康个体,多单眼发病。该病潜伏期为数天,一般起病比较缓慢,为慢性进行性角膜炎和溃疡,表现为角膜基质浸润、环形浸润、盘状溃疡、坏死、重度虹膜睫状体炎。20%以上的病例并发白内障,部分严重的病例可继发难治性青光眼。

（3）播散性阿米巴病。常见于免疫力低下患者,表现为皮肤损害、鼻窦炎、肺炎或联合出现。棘阿米巴皮肤损害在艾滋病患者中多见,主要表现为体表的慢性溃疡,有时与中枢神经系统损害并存。

3. 狒狒巴拉姆希阿米巴所致疾病

该病的主要感染途径是呼吸道和破损的皮肤,进入脑部后引起肉芽肿性阿米巴脑炎,出现部分瘫痪、抽搐,以及类似脑干胶质瘤症状,如面瘫、吞咽困难、复视等。皮肤损伤形成的溃疡通常不扩散,对常用抗生素治疗不敏感,难以愈合。面部病损可导致面部肿胀,靠近眼部容易继发阿米巴角膜炎。

4. 双核匀变虫所致疾病

该病较少见,主要临床表现为双前额痛、畏光、视力模糊、呕吐、意识模糊等。

(二) 诊断

1. 临床诊断

主要依赖于询问病史,包括发病前2~6d是否有水体接触史、是否为免疫力低下者、是否有戴隐形眼镜史等。确诊必须依赖于病原学检查。

2. 实验室检查

（1）病原学检查。通过角膜刮擦或活检标本的湿涂片、染色或培养等方法来检查阿米巴的滋养体或包囊。临床上还可用串联扫描共聚焦显微镜直接检查患者的角膜,可见高度反光的虫体。

(2)免疫学检查。该项检查无法做到早期诊断,但可用特异性抗体对组织切片进行间接免疫荧光检测滋养体。

(3)其他检查方法包括影像学检查、脑脊液检查、角膜检查及病理检查等。

(三)治疗

对中枢系统的自由生活阿米巴感染,用两性霉素 B 静脉给药,可以缓解一些临床症状,但病死率仍在 95% 以上。一般建议同时使用磺胺嘧啶,也有用利福平口服治愈的报道。而治疗阿米巴性角膜炎的药物主要有氯已定、聚六甲基双胍和羟乙磺酸丙氧苯脒等,可单独用药,也可与抗生素和抗真菌药配伍使用。若治疗失败,可进行角膜成形术或角膜移植。皮肤阿米巴患者应保持皮肤清洁,同时静脉给予依西酸喷他脒进行治疗。

四、预防与控制

为预防感染,应尽量避免在水流停滞的河水或温泉中游泳、洗浴、嬉水,同时避免鼻腔接触水。婴幼儿及免疫力低下者应及时治疗皮肤、眼、泌尿生殖道的棘阿米巴感染。戴隐形眼镜者须加强自我防护意识,不戴隐形眼镜游泳、淋浴或温泉浴,防止污水溅入眼内。加强对游泳池等公共设施的消毒处理。

食源性寄生虫病

第一节　华支睾吸虫病

华支睾吸虫病是由华支睾吸虫(也称肝吸虫)寄生于人体肝内胆管所引起的寄生虫病。人类常因食用未经煮熟的含有华支睾吸虫囊蚴的淡水鱼或虾而被感染。轻度感染者可无症状,重度感染者可出现疲乏、厌油、消化不良、上腹隐痛、腹泻、精神不振、肝区隐痛、头晕等临床表现,严重者可发生胆管炎、胆结石以及肝硬化等并发症。

一、病原学

(一) 形态

1. 成虫

体形狭长,背腹扁平,前端稍窄,后端钝圆,状似葵花子,体表无棘。虫体大小一般为(10~25)mm×(3~5)mm。口吸盘略大于腹吸盘,前者位于体前端,后者位于虫体前1/5处。雄性生殖器官有睾丸1对,前后排列于虫体后部1/3,呈分支状;雌性生殖器官有卵巢1个,浅分叶状,位于睾丸之前;子宫开口于生殖腔;受精囊在睾丸与卵巢之间,呈椭圆形;卵黄腺呈滤泡状,分布于虫体的两侧。

2. 虫卵

虫卵形似芝麻,淡黄褐色,一端较窄且有盖,卵盖周围的卵壳增厚形成肩峰,另一端有小疣。虫卵大小为(27~35)μm×(12~20)μm,内含毛蚴。

(二) 生活史

华支睾吸虫的生活史为典型的复殖吸虫生活史,包括成虫、虫卵、毛蚴、胞蚴、雷蚴、尾蚴、囊蚴及后尾蚴等阶段(图 3-1)。终宿主为人及肉食哺乳动物(狗、猫等),第一中间宿主为淡水螺类,如豆螺、沼螺、涵螺等,第二中间宿主为淡水鱼、虾。成虫寄生于人和肉食类哺乳动物的肝胆管内,虫多时可移居至大的胆管、胆总管或胆囊内,偶见于胰腺管内。

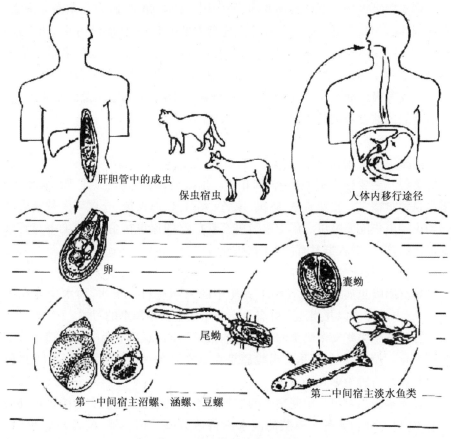

图 3-1　华支睾吸虫的生活史

　　成虫产出虫卵后,虫卵随胆汁进入消化道后随粪便排出。在水中被第一中间宿主淡水螺吞食后,在螺体消化道孵出毛蚴,毛蚴在螺体内发育成胞蚴、雷蚴和尾蚴。成熟尾蚴从螺体逸出,侵入淡水鱼类肌肉等组织中,发育成为囊蚴。囊蚴呈椭圆形,大小平均为 0.138mm × 0.15mm,囊壁分两层。囊内幼虫运动活跃,可见口、腹吸盘,排泄囊内含黑色颗粒。囊蚴被终宿主(人、猫、狗)吞食后,在十二指肠内脱囊。脱囊后的幼虫沿胆汁流动的逆方向移行,经胆总管至肝胆管,也可经血管或穿过肠壁经腹腔进入肝胆管内。囊蚴进入终宿主体内至发育为成虫并在粪便中检测到虫卵所需时间随宿主种类而异,在人体内大约 1 个月,在犬、猫体内为 20～30d,鼠体内平均 21d。人体感染的成虫数量差别也较大,曾有感染多达 21000 条成虫的报道。成虫在人体的寿命一般认为可长达 20~30 年。

二、流行病学

华支睾吸虫病主要分布在亚洲,如中国、日本、朝鲜、越南和东南亚国家。在我国,除青海、宁夏、内蒙古、西藏等地尚未见报道外,其余 25 个省、市、自治区都有不同程度流行。据 1988—1992 年全国寄生虫病调查报道,我国人群平均感染率为 0.365%,广东省最高(1.824%)。估计动物感染的范围更广。

华支睾吸虫病的流行,除需有适宜的第一、第二中间宿主及终宿主外,还与当地居民饮食习惯等诸多因素密切相关。

（一）传染源

能排出华支睾吸虫卵的患者、感染者、受感染的家畜和野生动物均可作为传染源。主要保虫宿主为猫、狗和猪。据报道,鼠类、貂、狐狸、野猫、獾、水獭也是保虫宿主。在实验室,豚鼠、家兔、大白鼠、海狸鼠、仓鼠等多种哺乳动物均可感染华支睾吸虫。华支睾吸虫有着广泛的保虫宿主,其感染率与感染度都比人体高,对人群具有潜在的威胁性。

（二）传播途径

华支睾吸虫病的传播有赖于粪便中的虫卵有机会下水,而水中存在第一、第二中间宿主以及当地人群有生吃或半生吃淡水鱼虾的习惯。

各种螺感染华支睾吸虫的程度各地报道不同,而且毛蚴感染率随季节变化而变化。例如,四川安岳县毛蚴感染赤豆螺以 5—10 月份为高,而 11 月份至次年 3 月份感染率几乎为零。

华支睾吸虫对第二中间宿主的选择性不强,国内已经证实的淡水鱼类宿主有 12 科 39 属 68 种。养殖的淡水鲤科鱼类:草鱼(白鲩、鲩鱼)、青鱼(黑鲩)、鲢鱼、鳙鱼(大头鱼)、鲮鱼、鲤鱼、鳊鱼和鲫鱼等;野生小型鱼类:麦穗鱼、克氏鲦鱼等。1988 年的调查资料表明,黑龙江佳木斯地区的麦穗鱼感染率为 100%。囊蚴可分布在鱼体的各部分,如肌肉、皮、头、鳃、鳍及鳞等,一般以鱼肌肉中最多,尤其在鱼体中部的背部和尾部较多。除淡水鱼外,淡水虾如细足米虾、巨掌沼虾等也可有囊蚴寄生。

（三）易感人群

华支睾吸虫的感染无性别、年龄和种族之分,人群普遍易感。流行的关键因素是当地人群是否有生吃或半生吃鱼肉的习惯。例如,在我国广东珠江三角洲、香港、台湾等地,人群主要通过吃"鱼生""鱼生粥"或烫鱼片而感染;东北朝鲜族居民主要是因用生鱼佐酒吃而感染;儿童的感染则与他们在野外进食烧烤未熟透的鱼虾有关。此外,抓鱼后不洗手或用嘴叼鱼、使用切过生鱼的刀及砧板切熟食、用盛过生鱼的器皿盛熟食等也有使人感染的可能。

三、诊断与治疗

(一)临床表现

华支睾吸虫病的临床表现与寄生的虫数及患者的机体状态有关。潜伏期为1~2个月。轻度感染时不出现临床症状。重度感染时,急性期主要表现为过敏反应和消化道不适,包括发热、胃痛、腹胀、食欲不振、四肢无力、肝区疼痛、血液检查显示嗜酸粒细胞明显增多等,但是多数患者急性期症状不很明显。临床上多为慢性期病例,往往经过几年才渐渐出现,一般以消化道症状为主,疲乏、上腹不适、食欲不振、厌油腻、消化不良、腹痛、腹泻、肝区隐痛、头晕等症状较为常见。常见的体征有肝大,多在左叶,质软,有轻度压痛,脾大较为少见。严重感染者可出现头晕、消瘦、水肿和贫血等。晚期可出现肝硬化、腹水,甚至死亡。儿童和青少年感染华支睾吸虫后,临床表现往往较重,病死率较高。除消化道症状外,亦伴有营养不良、贫血、低蛋白血症、浮肿、肝大和发育障碍,进一步可发展为肝硬化,极少数患者甚至可出现侏儒症。

(二)诊断

1. 病原学检查

粪便中找到华支睾吸虫虫卵是确诊的依据,常用的方法如下:

(1)涂片法。直接涂片法操作简便,但由于所用粪便量少,检出率不高,且虫卵甚小,容易造成漏检。改良加藤氏厚涂片法(Kato-Katz法)用于虫卵的定性和定量检查,被认为是使用范围最广也最有效的粪检方法之一。

(2)集卵法。此法检出率高,包括漂浮集卵法和沉淀集卵法两类。沉淀集卵常用水洗离心沉淀法、乙醚沉淀法等。

(3)十二指肠引流胆汁检查。引流胆汁进行离心沉淀检查也可查获虫卵,还可见活成虫,根据形态特征,可作为诊断的依据。华支睾吸虫卵与异形类吸虫卵在形态、大小上极为相似,应加以鉴别。

2. 免疫学检查

常用的方法有酶联免疫吸附试验(ELISA)、间接血凝试验(IHA)和间接荧光抗体试验(IFA)等。

3. 影像学检查

用B型超声波检查华支睾吸虫病患者时,在超声图像上可见多种异常改变,如肝内光点粗密欠均,呈斑点状、团块状或雪片状,弥漫性中小胆管不同程度扩张,胆管壁粗糙、增厚,回声增强或胆管比例失常及枯枝状回声。结合流行病学、临床表现及实验室检查结果,具一定的诊断价值。

有资料报道,在 CT 片上华支睾吸虫胆道感染具有以下特征:肝内胆管从肝门向周围均匀扩张,肝外胆管无明显扩张;肝内管状扩张胆管直径与长度比多数小于 1∶10;被膜下囊样扩张小胆管以肝周边分布为主,管径大小相近;少数病例胆囊内可见不规则组织块影。因此认为 CT 是本病较好的影像学检查方法。

（三）治疗

华支睾吸虫应用最多的治疗药物是吡喹酮与阿苯达唑。

1. 吡喹酮

治疗总剂量为 120mg/kg 体重,每天 2 次,分 2 天服完;也可根据感染度的不同给予不同的总剂量(90～150mg/kg 体重)。该药副作用轻,少数人有头昏、头痛、腹泻、恶心、乏力等副作用,多发生在服药后 0.5～1h,多数患者不需要处理,2～4h(或 24h)内症状可减轻或消失。对肝、肾无明显不良影响。对感染重、体质差的患者,可适当减少日服药量,延长疗程。

2. 阿苯达唑

总剂量 80mg/kg 体重,每天 2 次,分 2 天服完。也可根据感染度高低或患者身体状况调整给药剂量或疗程。该药副作用轻微,少数患者可出现口干、乏力、嗜睡、头晕、头痛、食欲缺乏、呕吐、腹痛、血清 ALT 升高等现象。对出现并发症者,应采取相应的对症治疗和抗菌治疗措施。

四、预防与控制

（一）控制传染源

积极治疗患者和感染者。对家养的猫、狗,如果粪便检查阳性,也应给予治疗。

（二）切断传播途径

加强粪便管理,不直接排放未经无害化处理的粪便。农村开展改水改厕,粪便经过发酵虫卵灭活,达到无害化处理的目的后再使用。结合农业生产清理塘泥或用药杀灭螺蛳,对控制本病也有一定的作用。本病是由于生食或半生食含有囊蚴的淡水鱼、虾所致,预防应抓住经口感染这一环节,防止食入活囊蚴是防治本病的关键。

（三）保护易感人群

做好宣传教育,使群众了解本病的危害性及其传播途径,自觉不吃生的及未煮熟的鱼肉或虾,改进烹调方法和饮食习惯,注意生、熟食的厨具要分开使用。不要用未经煮熟的鱼、虾喂猫等动物,以免引起感染。随着淡水养殖业的迅速发展,应该加强鱼类等食品的卫生检疫工作。

第二节 东方次睾吸虫病

东方次睾吸虫病的病原体是东方次睾吸虫,其终宿主为家鸭等鸟禽类。成虫主要寄生在宿主的胆囊、胆管内。

一、病原学

(一) 形态

1. 成虫

虫体大小为(2.35~4.64)mm×(0.53~1.2)mm。睾丸大而分叶,卵巢呈卵圆形。

2. 虫卵

虫卵呈椭圆形,浅黄色,有卵盖,大小为(29~32)μm×(15~17)μm。毛蚴呈椭圆形,其前端有锥状突起,内含胚细胞和两种腺体。

(二) 生活史

东方次睾吸虫要经过淡水螺、鱼两个中间宿主和终宿主三个阶段的发育才能成为成虫,即虫卵在螺体内发育,囊蚴在鱼体内发育,成虫在终宿主体内发育。具体过程是:虫卵进入水中,在水温17℃~23℃下孵出毛蚴;毛蚴钻入第一中间宿主纹沼螺体内,发育成胞蚴、雷蚴和尾蚴;成熟尾蚴进入第二中间宿主麦穗鱼等体内后,形成囊蚴;鸭、鹅等吃入含囊蚴的鱼而感染。

二、流行病学

(一) 传染源

本病的传染源是被东方次睾吸虫感染的家鸭以及其他吃鱼的家禽和鸟类。

(二) 传播途径

本病的感染途径是经口感染,人与动物因食用生的或未煮透的淡水鱼、虾而感染。

(三) 易感人群

家鸭、人对东方次睾吸虫普遍易感。

三、诊断与治疗

(一) 临床表现

家鸭感染东方次睾吸虫后可出现肝脏和胆囊肿大,甚至肝脂肪变性或坏死结节。家鸭感染后可出现食欲缺乏、贫血、消瘦、羽毛失去光泽等全身表现,严重者常导致死亡。人体感染该虫后可出现腹痛、腹胀、食欲减退、肝区不适、四肢无力等症状。

（二）诊断

1. 临床诊断

人体感染后可出现腹痛、腹胀、食欲减退、肝区不适、四肢无力等症状。人体感染 25d 后可从粪便中检获虫卵,40d 时嗜酸粒细胞、谷丙转氨酶、碱性磷酸酶、球蛋白等指标出现异常。

2. 实验室诊断

从粪便中检获虫卵或成虫是确诊依据。

（三）治疗

吡喹酮和阿苯达唑是目前应用最多的药物。吡喹酮为本病的首选药物,用量为 25mg/kg 体重,3 次/d,连服 2d。阿苯达唑为广谱抗蠕虫药物,对多种线虫病有较好的治疗效果,用量为 10mg/kg,2 次/d,连服 7d。

四、预防与控制

（1）积极治疗患病的家禽,防止病原体进一步扩散。禽粪须经堆积发酵后再使用,以防污染环境。

（2）每年冬季清理池塘,清除中间宿主螺蛳,切断传播途径。

（3）对流行区的居民进行健康教育工作,提高居民对该病的认识,不吃未煮熟或生的池塘鱼,尽量不用生鱼虾喂食家禽,尤其是家鸭。

第三节 姜片虫病

姜片虫病是由布氏姜片吸虫寄生于人体小肠所引起的疾病。布氏姜片吸虫(简称姜片虫)是寄生于人体小肠中的大型吸虫。实验研究证实,姜片虫尾蚴可在水面上成囊。如果自然水体中存在此种情况,则饮用生水可能引起感染。

一、病原学

（一）形态

1. 成虫

虫体硕大、肥厚,肉红色,椭圆形。背腹扁平,前窄后宽,长 20～75mm,宽 8～20mm,厚 0.5～3mm。两吸盘相距很近,口吸盘亚顶位,直径约 0.5mm;腹吸盘呈漏斗状,肌肉发达,较口吸盘大4~5倍,肉眼可见。

2. 虫卵

虫卵呈椭圆形,大小为(130~140)μm×(80~85)μm,淡黄色,卵壳薄而均匀,一端有一不明显的小盖。卵内含有1个卵细胞和20~40个卵黄细胞。

(二)生活史

姜片虫需要两种宿主才能完成其生活史(图3-2)。中间宿主是扁卷螺,终宿主是人和猪(包括野猪)。国内查见感染姜片虫幼虫期的扁卷螺类有大脐圆扁螺、尖口圈扁螺、半球多腺扁螺及凸旋螺等。以菱角、荸荠、茭白、水浮莲、浮萍等水生植物为传播媒介。

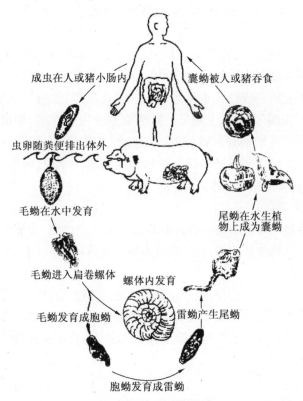

成虫在人或猪小肠内　　　囊蚴被人或猪吞食

虫卵随粪便排出体外

毛蚴在水中发育　　　尾蚴在水生植物上成为囊蚴

毛蚴进入扁卷螺体　　螺体内发育

毛蚴发育成胞蚴　　　雷蚴产生尾蚴

胞蚴发育成雷蚴

图3-2　姜片虫的生活史

姜片虫成虫寄生在终宿主小肠上段,虫卵随粪便排入水中,在适宜温度(26℃~32℃)下经3~7周的发育孵出毛蚴。毛蚴侵入扁卷螺,经胞蚴、母雷蚴、子雷蚴阶段而形成许多尾蚴自螺体陆续逸出,螺体内的发育需1~2个月。尾蚴在水中吸附于水生植物等物体的表面,分泌成囊物质包裹其体部,脱去尾部而成囊蚴。囊蚴呈扁圆形,光镜下可见两层囊壁,后尾蚴排泄囊两侧的集合管中含许多折光颗粒为其特征。宿主食入囊蚴后,在消化液和胆汁的作用下,后尾蚴逸出并附于十二指肠或空肠上段的黏膜上吸取营养,经 1~3 个月发育成为成虫。在猪体观察,感染后 5~7 个月内产卵量最多,一天可产约 25000 个卵,9 个月后排卵数逐渐减少。估计姜片虫的寿命在猪体内不超过 2 年,在人体内最长可达 4 年半。

二、流行病学

姜片虫病是人、猪共患的寄生虫病,流行于亚洲的印度、孟加拉国、缅甸、越南、老挝、泰国、印度尼西亚、马来西亚、菲律宾、日本和中国。在我国已发现有人或动物(猪)姜片虫病流行的有浙江、福建、广东、广西、云南、贵州、四川、湖南、湖北、江西、安徽、江苏、上海、山东、河北、陕西和台湾等省(市、自治区)。我国姜片虫病的流行多见于东南沿海的平原水网地区、湖泊区及江河沿岸的冲积平原和三角洲地带,以及内陆的平原及盆地。

人体姜片虫病一般以青少年为多见。生食菱角、茭白等水生植物,尤其在收摘菱角时,边采边食易于感染。猪感染姜片虫较普遍,是最重要的保虫宿主。用含有活囊蚴的青饲料(如水浮莲、水萍莲、蕹菜、菱叶、浮萍等)喂猪是感染的原因。将猪舍或厕所建在种植水生植物的塘边、河旁,或用粪便施肥,都可能造成粪内虫卵入水。

(一) 传染源

感染姜片虫的人或猪是主要传染源。粪便污染水源,水体中存在中间宿主和媒介水生植物的情况下,极易造成本病的流行。

(二) 传播途径

姜片吸虫病的感染途径是经口感染,人与动物因生食菱类等水生植物和用牙啃皮而感染。人体感染的主要媒介植物有水红菱、大菱、四角菱、荸荠、茭白等。造成猪感染的水生植物除上述种类外,还有水浮莲、槐叶萍、多根浮萍、青萍、日本水仙等。

(三) 易感人群

人对姜片吸虫均没有天然抵抗力,普遍易感。

三、诊断与治疗

(一) 临床表现

姜片虫病的潜伏期为 1~3 个月。临床症状的轻重与患者感染程度及营养情况有着密切的联系。根据临床症状的有无和轻重程度,可分轻、中、重三型。

轻型患者可无症状,也可表现为食欲差,上腹部偶有间歇性疼痛,粪便性状无变化。

中型患者以消化道症状为多见。常见临床表现为腹痛、腹泻、食欲减退、恶心、呕吐等。患者粪便呈黄绿色,可见宿食,大便次数和大便量增多,有腥臭味,也可出现腹泻和便秘交错。肠蠕动亢进,肠鸣音增强。儿童可出现磨牙、睡眠不足等症状。

重型患者主要表现为营养不良和消化道功能紊乱。患者可表现为全身乏力、消瘦、贫血、面部水肿或下肢水肿。造成的机械性损伤较其他肠道吸虫严重,成虫还可覆盖肠壁,妨碍营养物质的消化与吸收,其代谢产物可引起变态反应。被吸附的黏膜可发生炎症、出血、水肿、坏死、脱落以至溃疡。严重时出现腹痛、腹泻、营养不良、消化功能紊乱、白蛋白减少、各种维生素缺乏;重度感染偶致死亡。

(二)诊断

1. 临床诊断

在流行区如患者有生食水生植物史,出现间歇性腹痛、腹泻、营养不良、水肿、腹水等症状或体征,血象检查显示嗜酸粒细胞增多,应该考虑本病的可能。

2. 实验室诊断

(1)病原学检查。① 粪便检查。常用的方法有直接涂片法、改良加藤厚涂片法及集卵法(如水洗沉淀法、离心沉淀法),以提高检出率。取粪便20~30g,加水混匀,经金属筛(40~60孔)或2~3层湿纱布过滤,再加清水冲洗残渣;将过滤粪液在容器中静置30min 左右,倒去上清液,取沉渣做涂片镜检。② 成虫鉴定。姜片虫患者可以从粪便中排出成虫,可根据虫体的形态做出相应判断。

(2)免疫学检查。现在常用的免疫学诊断方法包括酶联免疫吸附试验(ELISA)、酶联免疫印迹技术(ELIB)等。① 酶联免疫吸附试验(ELISA)。该法是现场应用较普遍的方法,具有敏感性高、特异性强、操作简便、可重复性好、人机均可读取结果等优点。但与血吸虫病患者的血清存在一定的交叉反应。② 酶联免疫印迹技术(ELIB)。有研究者对姜片虫组分抗原蛋白进行分析表明,姜片虫成虫粗提物的限定组分蛋白抗原主要在38ku 以上。

(三)治疗

首选药物是吡喹酮,最低用药剂量为5mg/kg 体重,顿服,疗效90% 左右;或10mg/kg 体重,分两次服用,虫卵转阴率为97.5% ~100%。阿苯达唑作为广谱抗蠕虫药,对本病也有一定的疗效。成人用量一次400mg,2 次/d,连服5d。

四、预防与控制

采取综合防治措施对姜片虫进行预防控制。

（1）加强卫生宣传教育，提高群众防病意识，在该病流行区通过电视媒体、报刊、宣传画报等形式加强宣传，系统介绍姜片虫的防治知识。宣传喝生水与生食菱、茭白、荸荠等的害处。

（2）加强粪便管理，防止粪便污染水源。在姜片虫的流行区进行改水改厕，粪便不直接入水或用作肥料，而是经过特定设计的粪池发酵，使姜片虫卵失去活力或死亡后再入水或用作肥料。

（3）控制传染源。提倡圈养猪，不用生的水浮莲喂猪。用水生植物作猪饲料时，水生青饲料必须经过发酵、加热灯方式进行无害化处理后方可使用。在流行区进行灭螺工作，放养的鸭、鲤鱼等均可吞食大量扁卷螺，必要时推行作物轮种或使用药物灭螺。

第四节 并殖吸虫病

并殖吸虫病是由并殖吸虫寄生于人体组织、脏器（主要是肺部）所引起的一种寄生虫病。除人体外，并殖吸虫还可寄生在多种哺乳动物体内并引发疾病，因此，该病也属于人兽共患寄生虫病。

一、病原学

（一）形态

1. 成虫

成虫虫体肥厚，背侧略隆起，腹面扁平，虫体长 7.5～12mm。活体呈红褐色，透明。除口吸盘、腹吸盘、生殖孔、排泄孔及其附近的体壁外，全身满布体棘。口、腹吸盘大小略同，腹吸盘位于体中横线之前。卵巢与子宫并列于腹吸盘之后，卵巢分 5～6 叶，形如指状。睾丸分支，左右并列在虫体后端约 1/3 处。卵黄腺分布于虫体两侧。肠管分支，弯曲；排泄孔位于虫体后端腹面。

2. 虫卵

虫卵呈金黄色，椭圆形，最宽处多近卵盖一端。卵盖大，常略倾斜，但也有缺盖者。卵内含 10 多个卵黄细胞。

（二）生活史

本虫的终宿主主要为人及肉食哺乳动物，如犬、猫。第一中间宿主为生活于淡水的川卷螺类，第二中间宿主为淡水蟹和蝲蛄。生活史过程包括卵、毛蚴、胞蚴、母雷蚴、子雷蚴、尾蚴、囊蚴(脱囊后称后尾蚴)、童虫及成虫等阶段(图3-3)。成虫主要寄生于肺部,虫卵经气管随痰或吞入消化道后随粪便排出。卵排入水中后,在适宜条件下经3周左右发育成熟并孵出毛蚴。毛蚴在水中侵入川卷螺并发育,经过胞蚴、母雷蚴、子雷蚴的发育和无性增殖阶段,最后形成许多具有小球形尾的短尾蚴。成熟的尾蚴从螺体逸出后,侵入淡水蟹或蝲蛄,或随螺体一起被吞食而进入第二中间宿主体内。在蟹和蝲蛄肌肉、内脏或腮上形成球形或近球形囊蚴。人或动物吃了含有囊蚴的淡水蟹或蝲蛄后感染。囊蚴经消化液作用,在小肠内幼虫脱囊而出。童虫穿过肠壁进入腹腔,穿过膈经胸腔进入肺。在移行过程中,虫体逐渐长大,最后在肺中形成虫囊。囊中一般含有两条虫,有时也可见多条。童虫有的可侵入其他器官,有的在发育为成虫之前死亡。自囊蚴进入终宿主到发育成熟,需要2~3个月。卫氏并殖吸虫在人体内一般存活5~6年,也有存活20多年的记载。

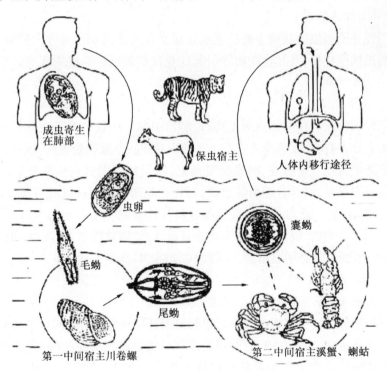

图3-3 并殖吸虫的生活史

二、流行病学

(一)传染源

并殖吸虫病属自然疫源性疾病,许多野生动物都可作为并殖吸虫的保虫宿主,是其主要传染源。此外,并殖吸虫的转续传播也可作为传染源。

（二）传播途径

并殖吸虫是典型的食源性疾病,人生食或半生食含囊蚴的第二中间宿主或含童虫的转续宿主是主要感染途径。儿童生食或火烤后半生食溪蟹、东南部分地区制作进食醉蟹等均可引起感染。东北地区的居民曾因生食"蝲蛄豆腐"而造成感染。有人做实验用尾蚴感染实验犬,1.5个月后从犬粪便中可查见虫卵,提示尾蚴阶段可能也有感染性。

（三）易感人群

人群对本病普遍易感,不存在年龄和性别差异。儿童和青少年感染率比较高。

三、诊断与治疗

（一）临床表现

卫氏并殖吸虫的致病主要是童虫或成虫在人体组织与器官内移行、寄居造成的机械性损伤,及其代谢物等引起的免疫病理反应。根据病变过程分为急性期和慢性期。

1. 急性期

急性期临床表现主要由童虫移行、游窜引起。症状出现于吃进囊蚴后数天至1个月左右,重度感染者在第2天即出现症状。囊蚴脱囊后,童虫穿过肠壁引起肠壁出血。在腹腔、腹壁反复游窜,特别是大多数童虫从肝表面移行或从肝组织穿过,引起肝脏局部出血、坏死。此期全身症状可轻可重,轻者仅表现为食欲不振、乏力、消瘦、低热等非特异性症状。重者发病急,毒性症状明显,如高热、腹痛、腹泻等。血象检查显示,白细胞数增多,可高达$(20\sim30)\times10^9/L$,嗜酸粒细胞明显增多,一般为$0.2\sim0.4$,高者可达0.8以上。

2. 慢性期

童虫进入肺后引起的病变,大致可分为以下三期:

（1）脓肿期。主要因虫体移行引起组织破坏和出血。肉眼可见病变处呈窟穴状或隧道状,内有血液,有时可见虫体。随之出现炎性渗出,内含中性粒细胞及嗜酸粒细胞等。接着病灶四周产生肉芽组织,而后形成薄膜状脓肿壁,并逐渐形成脓肿。X线表现为边缘模糊、界限不清的浸润阴影。伴有胸水时,肋膈角变钝。

（2）囊肿期。由于渗出性炎症,大量细胞浸润、聚集,最后细胞死亡、崩解、液化,脓肿内容物逐渐变成赤褐色黏稠性液体。镜下可见坏死组织、夏科雷登结晶和大量虫卵。囊壁因大量肉芽组织增生而肥厚,肉眼观呈边界清楚的结节状虫囊,呈紫色葡萄状。X 线表现为边界清楚的结节状阴影。

(3)纤维疤痕期。虫体死亡或转移至他处,囊肿内容物通过支气管排出或吸收,最后病灶形成疤痕,X 线表现为硬结性或条索状阴影。

以上三期病变常可同时见于同一器官内。成虫通常寄生于肺,但有时亦可寄生于皮下、肝、脑、脊髓、眼眶等组织和器官,引起多种组织和器官损伤。临床上根据主要损伤部位可分为胸肺型、脑型、肝型、皮肤型及亚临床型等。

(二)诊断

1. 病原学诊断

(1)痰或粪便虫卵检查查获并殖吸虫虫卵,可确诊。

(2)活检。皮下包块或结节手术摘除后活检可能发现童虫或典型的病理变化。

2. 免疫学试验

(1)皮内试验。常用于普查,阳性符合率可高达 95% 以上,但常有假阳性和假阴性。

(2)酶联免疫吸附试验。敏感性高,阳性率可达 90% ~100% 。

(3)循环抗原检测。近期应用酶链免疫吸附抗原斑点试验(AST-ELISA)直接检测血清中循环抗原,阳性率在 98% 以上,且可用于疗效评价。

(三)治疗

并殖吸虫的治疗以化学药物治疗为主。

吡喹酮为广谱抗吸虫、绦虫药。该药用于并殖吸虫病的治疗具有疗效好、疗程短、安全的优点,为首选药。每天按照 75mg/kg 体重,分 3 次服,连服 2d,总剂量为 150mg/kg 体重。另外还有硫双二氯酚,剂量和疗程为成人 3g,儿童 50mg/kg 体重,分 3 次口服,每天或每间隔 1 天用药,10 ~ 15d 为一个疗程,有时需重复用药1 ~2 个疗程。阿苯达唑每天 400mg,分 2 次口服,连服 7d。

四、预防与控制

并殖吸虫病是典型的食源性人畜共患寄生虫病。本病主要因生食或半生食来自疫源地的淡水蟹或蝲蛄、生饮溪水、生食或半生食感染并殖吸虫转续宿主的肉而感染。因此,通过宣传教育,提高人们对该病的认识,不生食溪蟹或蝲蛄,食物经蒸熟烧透后再食用,加强饮水卫生,避免饮生水,可起到良好的预防效果。

除卫生宣传教育外,可做以下具体工作:首先对当地并殖吸虫的第二中间宿主进行检测,确定是否有并殖吸虫囊蚴感染。若检测出阳性第二中间宿主,可考虑对有生食或半生食溪蟹或蝲蛄、饮用生水习惯的当地居民进行免疫学筛查。筛查结果阳性者,可用 ELISA 等方法进一步做免疫学检查,并询问是否有该病的相关临床症状和体征。实际工作中,对并殖吸虫抗原皮试阳性者,即可给予吡喹酮进行治疗。

第五节　棘口吸虫病

棘口吸虫病是由棘口科吸虫寄生在人体所引起的一种疾病。棘口科吸虫种类繁多,主要分布在菲律宾、印度尼西亚、日本、苏门答腊、印度、泰国、罗马尼亚、马来西亚、苏联及中国。全世界已报告 600 多种,其中寄生于人体的有 20 余种,中国有 10 余种。人多因食入含囊蚴的鱼、蛙及螺类而感染。

一、病原学

(一) 形态

1. 成虫

虫体呈长条形,体表有棘,口、腹吸盘相距甚近,前段稍窄,似瓶状。口吸盘周围有环口圈或头冠,环口圈或头冠之上有 1 或 2 圈头棘。睾丸 2 个,前后排列在虫体的后半部。卵巢位于睾丸之前。

2. 虫卵

虫卵较大,呈椭圆形、淡黄色。壳薄,有卵盖,有的虫种卵壳的另一端有增厚现象。虫卵内部含未分化的卵细胞和若干个卵黄细胞。

(二) 生活史

棘口吸虫的生活史中需要两个中间宿主和一个终宿主(图 3-4)。寄生在终宿主(鱼类、爬行类、禽类和哺乳类等)小肠内的棘口吸虫排卵,虫卵随粪便排出体外。在适宜条件下,虫卵内的卵细胞开始分裂,经约 3 周形成毛蚴。毛蚴自卵中孵出后在水中短时间存活,侵入第一中间宿主螺体后经胞蚴和 2 代雷蚴阶段的发育增殖,成为尾蚴。尾蚴可以在同一螺体内继续发育,形成囊蚴,也可以自螺体内逸出后钻入其他螺体内,再发育成囊蚴。有些棘口吸虫还可在鱼、青蛙及蝌蚪体内或植物上成囊。动物或人食入囊蚴后,囊蚴在小肠内脱囊,逸出的童虫在 4h 内即可在小肠内寄生,历时 7~9d 后发育成熟。

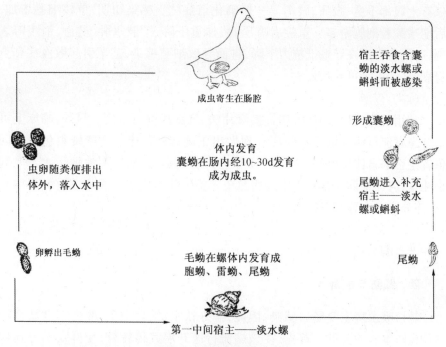

图 3-4 棘口吸虫的生活史

二、流行病学

（一）传染源

本病的传染源包括带虫者、患者和保虫宿主，其中保虫宿主主要有鸡、鸭、鹅、鸽、猫、鼠、猪、家兔、犬、猴等。

（二）传播途径

棘口吸虫的第一中间宿主为淡水螺类，但不同种类的棘口吸虫有所不同。例如，卷棘口吸虫的第一中间宿主是椎实螺属、扁卷螺属、小田螺属及膀胱螺属等属的螺类，而藐小棘隙吸虫的第一中间宿主为纹沼螺和铜锈环棱螺。

棘口吸虫对第二中间宿主的选择性不强，主要包括淡水鱼、泥鳅、青蛙或蝌蚪等。人因进食含有棘口吸虫囊蚴的淡水鱼、泥鳅、青蛙等而被感染。

（三）易感人群

人对棘口吸虫无天然抵抗力，普遍易感。

三、诊断与治疗

（一）临床表现

棘口吸虫成虫主要寄生于终宿主的小肠，轻度感染常无临床表现，有的仅有上腹部不适、腹痛、腹泻等一般消化道症状。感染初期,单核细胞增加,后期嗜酸粒细胞增多。重症者有厌食、体重下降、下肢水肿、贫血、消瘦等表现,后因营养不良导致抵抗力下降,进而导致细菌感染,甚至引起败血症和全身衰竭,严重者可导致死亡。

（二）诊断

常用的粪便检查方法,如直接涂片法、沉淀法都可采用。另外,临床上可结合患者流行病学资料和临床表现做出正确诊断。流行病学资料包括询问患者是否来自流行区,有无生食或半生食淡水螺、鱼或饮用池塘生水。尤其是儿童,应详细询问其有无吃烧烤鱼史。临床症状主要为腹痛、腹泻、胃纳差等,部分患者有荨麻疹症状。

（三）治疗

吡喹酮为首选治疗药物,以 5 ~ 10mg/kg 体重的剂量顿服。

四、预防与控制

棘口吸虫病主要经口感染,因此,搞好饮水、饮食卫生,改变不良饮食习惯是预防本病的关键。首先,在该病流行区开展宣传教育,使群众学习到棘口吸虫病的防治知识,进而提高自我防范意识,提倡不生食或半生食鱼、虾、螺和贝类,不饮用生水。其次,管理好家畜,严禁家畜粪便直接入水。最后,实行农村改水改厕,防止未经处理的人类粪便直接入水。

第六节　猪带绦虫病和囊尾蚴病

猪带绦虫病是由于人体小肠内寄生了猪带绦虫(也称为猪肉绦虫、链状带绦虫或有钩绦虫)的成虫而引起的一种疾病,为我国常见的寄生虫病之一。猪带绦虫的囊尾蚴寄生于人体可引起猪囊尾蚴病,俗称囊虫病,常因误食猪带绦虫卵或因自体内猪带绦虫成虫寄生而引起。猪带绦虫囊尾蚴除了可以寄生在横纹肌外,还可寄生于心脏、眼部、脑部等重要器官,对人体的危害程度远比成虫大。

一、病原学

（一）形态

虫体扁平呈带状,乳白色,半透明。体长 2 ~ 4m,虫体分为头节、颈节与链体三部分。从大便中排出的成节呈正方形,内含成熟的雌、雄生殖器各一套。

虫卵呈卵圆形或近圆形,胚膜卵呈圆球形、棕黄色。外面为一层厚的具有放射状条纹的胚膜,新鲜虫卵内的六钩蚴隐约可见。

猪囊尾蚴为猪带绦虫的幼虫,呈卵圆形、白色、半透明的囊泡状。囊壁较薄,充满囊液,内有一小米粒大的小白点。其大小、形态因寄生部位的不同而不同。在疏松组织和脑部寄生的囊尾蚴多呈圆形,寄生于肌肉组织的略长,寄生于脑底部的呈分枝状或葡萄样。

（二）生活史

脱离虫体的孕节仍有一定活力,可因受压而破裂,孕节内的虫卵散出,随粪便排出。虫卵在外界可存活数周。当孕卵节片或虫卵被中间寄主猪吞食后,在其小肠内受消化液的作用,胚膜溶解,六钩蚴孵出,利用其小钩钻入肠壁,随着血流或淋巴流至全身各部,一般多在肌肉组织中经约 10 周发育成为囊尾蚴。囊尾蚴为卵圆形、乳白色、半透明的囊泡,头节凹陷在泡内,可见有小钩及吸盘。此种具囊尾蚴的肉,俗称为"米猪肉"或"豆猪肉"。人食入生的或未煮熟的含有囊尾蚴的猪肉后,在小肠内经消化,其头节自囊内翻出,借小钩及吸盘附着于肠壁上,经 2～3 个月后发育成熟(图 3-5)。成虫寿命较长,据称有的可存活 25 年以上。

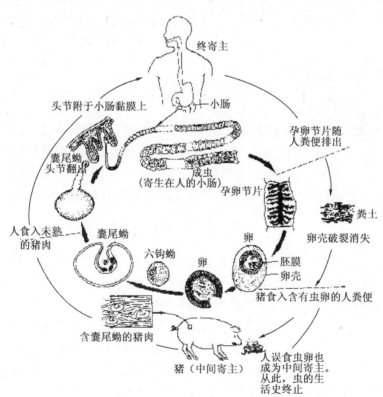

图 3-5　猪带绦虫的生活史

此外,人误食猪带绦虫虫卵后,其也可在肌肉、皮下、脑、眼等部位发育成囊尾蚴。其感染的方式有经口误食被虫卵污染的食物、水及蔬菜等,或已有该虫寄生,由于肠的逆蠕动(恶心、呕吐),脱落的孕卵节片返入胃中,其情形与食入大量虫卵一样。由此可知,人不仅是猪带绦虫的终寄主,也可成为其中间寄主。猪囊尾蚴可寄生在人脑、肌肉与皮下组织、眼部等。此虫呈世界性分布,但感染率不高。

二、流行病学

(一) 传染源

猪带绦虫病患者是该病唯一的传染源,囊尾蚴病没有传播作用。

(二) 传播途径

猪带绦虫病和囊尾蚴病的感染途径均是经口感染,前者是因为食入含活囊尾蚴的猪肉而感染,后者是因为吃了被虫卵、孕节污染的食物或水源而引起。人体感染猪带绦虫主要是由于生食或食用未煮熟的含有活囊尾蚴的猪肉所致。

(三) 易感人群

人群普遍易感,无年龄、性别差异。

三、诊断与治疗

(一) 临床表现

猪带绦虫病的临床表现主要是消化道症状,表现为腹部不适、消化不良、腹胀、腹泻、消瘦等,偶有肠穿孔并发腹膜炎或肠梗阻。由于囊尾蚴在脑内寄生部位、感染程度、寄生时间、虫体是否存活等情况的不同以及宿主反应性的差异,临床症状各异,从无症状到突然猝死。潜伏期1个月到5年者居多,最长可达30年。

1. 脑囊尾蚴病

临床表现复杂,以癫痫、头痛为最常见的症状,有时有记忆力减退和精神症状或偏瘫、失语等神经受损症状,严重时可引起颅内压增高,导致呕吐、视力模糊、视神经盘水肿,乃至昏迷等。据临床表现不同可分以下类型:

(1) 脑实质型。该型最常见,占脑囊尾蚴病的80%以上。囊尾蚴常位于大脑皮质表面近运动中枢区,癫痫为其最常见症状,约半数患者以癫痫为首发或唯一症状。大发作、小发作、精神运动性发作等形成的多样性和易转换性为本病的指征之一。

(2) 脑室型。该型约占脑囊尾蚴病的10%。囊尾蚴在脑室孔附近寄生可引起脑脊液循环障碍、颅内压增高等。四脑室或侧脑室带蒂的囊尾蚴结节可致脑室活瓣性阻塞。四脑室有囊尾蚴寄生时,四脑室扩大呈球形,患者反复出现突发性体位性剧烈头痛、呕吐,甚至发生脑疝。

(3)软脑膜型(蛛网膜下腔型或脑底型)。该型也约占脑囊尾蚴病的10%。囊尾蚴寄生于软脑膜可引起脑膜炎。本型以急性或亚急性起病的脑膜刺激症状为特点,并长期持续或反复发作,病变以颅底及颅后凹部多见。有头痛、呕吐、颈强直、共济失调等症状,起病时可有发热,多在38℃左右,持续3~5d,但多数患者症状常不明显,脑神经损伤也较轻微。

(4)脊髓型。因寄生部位不同而引起相应的症状,如截瘫、感觉障碍、大小便潴留等。

(5)混合型(弥漫性)。该型多为脑实质型与脑室型的混合型。上述神经症状更为明显。

2. 皮下及肌肉囊尾蚴病

部分囊尾蚴病患者有皮下囊尾蚴结节。当囊尾蚴在皮下、黏膜下或肌肉组织中寄生时,局部可扪及约黄豆粒大(直径0.5~1.5cm)、近似软骨硬度、略有弹性、与周围组织无粘连、在皮下可移动、本皮色、无压痛的圆形或椭圆形结节。结节以躯干、头部及大腿上端较多。一般无明显感觉,少数患者局部有轻微的麻、痛感。

3. 眼囊尾蚴病

眼囊尾蚴病占囊尾蚴病的2%以下,多为单眼感染。囊尾蚴可寄生在眼的任何部位,但多半在眼球深部,如玻璃体内(占眼囊尾蚴病例的50%~60%)或视网膜下(占28%~45%)。位于视网膜下者可出现视力减退乃至失明,常为视网膜剥离的原因之一。位于玻璃体内者可自觉眼前有黑影飘动,在裂隙灯下可见灰蓝色或灰白色圆形囊泡,周围有金黄色反射圈,有时可见虫体蠕动。眼内囊尾蚴的寿命为1~2年。当眼内囊尾蚴存活时,患者常可忍受;而当虫体死亡后,常引起强烈的刺激,导致色素膜、视网膜、脉络膜的炎症,脓性全眼球炎,玻璃体混浊等,或并发白内障、青光眼,甚至眼球萎缩而失明。

4. 其他部位囊尾蚴病

囊尾蚴还可寄生于心肌等脏器或组织,从而出现相应的症状或无症状。但较罕见。

(二)诊断

1. 猪带绦虫病的诊断

检验孕节:用清水冲洗粪便中的节片,将冲洗好的节片夹于两张载玻片中轻压,对着光线肉眼观察,子宫分支为7~13个,分支不整齐,借此做出判断。检验头节:常用来判断疗效及鉴别虫种。在患者服药后,留取24h全部粪便检查。检查时切勿仅将虫体从粪便中提出,以防止头节断落。

2. 囊尾蚴病的诊断

手术摘取可疑皮下结节或脑部病变组织做病理检查,可见黄豆粒大小、卵圆形白色半透明的囊,囊内可见一小米粒大的白点,囊内充满液体。囊尾蚴在肌肉组织中多呈椭圆形,在脑实质内多呈圆形,在颅底或脑室处的囊尾蚴多较大,长5~8mm,大的可达4~12cm,并可分支或呈葡萄样。

3. 免疫学检查

包括抗体检测、抗原检测及免疫复合物检测。抗体检测能反映受检者是否感染或曾感染过囊尾蚴,但不能证明是否是现症患者及感染的虫荷。

早期的免疫学检查方法,有补体结合试验、皮内试验、胶乳凝集试验等,其中有的方法虽简便、快速,但特异性差,假阳性率高。

ELISA法和IHA法是目前临床上和流行病学调查中应用最广的两种免疫学检查方法。但要强调的是,上述检查均可有假阳性或假阴性,故阴性结果也不能完全排除囊尾蚴病。

4. 影像学检查

头颅CT及MRI检查对脑囊虫病有重要的诊断意义。

5. 其他检查

(1)脑脊液检查。软脑膜型及弥漫性病变者脑压可增高。脑脊液改变为细胞数和蛋白质轻度增加,糖和氯化物常正常或略低;嗜酸粒细胞增高,多于总数的5%,有一定诊断意义。

(2)血象大多在正常范围,嗜酸粒细胞多无明显增多。

(3)眼底检查有助于眼囊尾蚴病的诊断。

(三)治疗

1. 绦虫病的治疗

药物为南瓜子与槟榔合剂、吡喹酮、阿苯达唑等。南瓜子与槟榔合剂因具有疗效好、副作用小等优点而被广泛应用。具体方法如下:取南瓜子、槟榔各80~100g。清晨空腹先嚼服南瓜子,1h后服槟榔煎剂,过半小时再服20~30g硫酸镁导泻。留取服药后24h全部粪便,查到头节视为驱虫成功。否则,应该继续随访3~4个月,若未发现节片和虫卵,同样可视为治愈。吡喹酮用量为15mg/kg体重。在服药时注意不要引起患者呕吐,以免节片反流入胃或十二指肠,因自体感染而引起囊尾蚴病。

2. 囊尾蚴病的治疗

有眼内囊虫者,必须先行眼内囊虫摘除手术;有脑室通道阻塞的脑型患

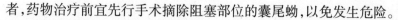

者,药物治疗前宜先行手术摘除阻塞部位的囊尾蚴,以免发生危险。

阿苯达唑为一种新型广谱驱虫剂,能有效治疗神经系统囊虫病,显效率达85%以上,不良反应轻,为目前治疗囊虫病的首选药物。用于治疗脑囊虫病时常用剂量为每天20mg/kg体重,分2次于就餐前半小时口服,10d为1个疗程。3~6个月复查,必要时可重复杀虫治疗。皮肌型疗程为7d,剂量同上。

副作用主要有头痛、呕吐、低热、视力障碍、癫痫等。个别患者反应较重:原有癫痫发作更甚,脑水肿加重,可发生脑疝、脑梗死、过敏性休克甚至死亡。反应多发生在服药后最初2~7d,常持续2~3d。少数患者于第一疗程结束后7~10d才出现反应。不良反应主要是由于虫体死后产生急性炎性水肿,引起颅内压增高及过敏反应所致。应针对不同情况及时应用糖皮质激素及甘露醇等脱水剂来减轻这些反应。

吡喹酮是一种广谱驱虫药,常用剂量为每天40mg/kg体重,分3次口服,连服9d,60%~70%的脑实质囊虫病灶消失。必要时1个月后可重复应用1个疗程。

四、预防与控制

（一）普查普治

人是猪带绦虫的唯一有流行病学意义的终宿主,故彻底治疗患者是控制传染源的有效措施,不仅可使患者得以治愈,而且可降低猪囊虫病的发病率。在我国东北地区推行的"驱绦灭囊"工作已取得很大成效,猪带绦虫病和猪囊虫病的发病率明显下降。

（二）加强卫生宣教

教育群众改变不良的生食、半生食猪肉的饮食习惯,严格执行生熟炊具分开,注意个人卫生。加强饮食摊点的卫生检疫,患猪带绦虫病者不得从事饮食行业工作。

（三）严格肉类检疫

屠杀生猪必须经国家指定卫生部门检疫后方可进入市场,严禁"米猪肉"上市买卖。猪毛经氢氧化钠或氯化铁显色液处理后,其毛根部毛鞘的颜色可由健康猪的白色变为病猪的褐色或棕色,准确率可达81.2%~100%,可推广应用。

（四）改变养猪方法

提倡圈养,不让有接触人粪而感染的机会。

（五）改水改厕

在农村实行改水改厕建设,新鲜粪便经过发酵后方可使用,以避免污染环境。

第七节　牛带绦虫病

牛带绦虫病是由于牛带绦虫成虫寄生于人体小肠所引起的一种疾病。牛带绦虫又称牛肉绦虫、无钩绦虫、肥胖带绦虫。其形态和生活史类似于猪带绦虫,与猪带绦虫不同的是,其中间宿主是牛。

一、病原学

(一)形态

成虫形态与猪带绦虫相似,成虫乳白色,长4~8m,最长可达25m。虫体前端较细,向后逐渐变宽、变扁,头节略成方形,直径1.5~2.0mm,无顶突及小钩,顶端略凹入,常因含色素而呈灰色。虫卵与猪带绦虫卵十分相似,粪检时不易区别。囊尾蚴形似猪囊尾蚴,稍大,头节无小钩。

(二)生活史

人是牛带绦虫的唯一终宿主,成虫寄生于人的小肠(图3-6)。牛是牛带

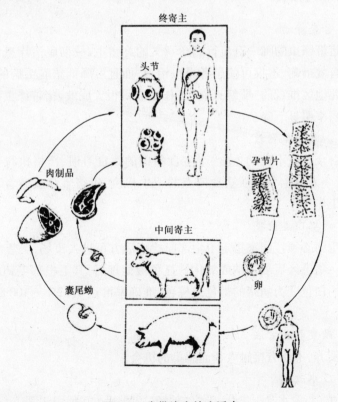

图3-6　牛带绦虫的生活史

绦虫的中间宿主。牛吞食孕节或虫卵后,虫卵在小肠内发育成为六钩蚴,六钩蚴可钻入肠壁,随血液分布到全身各组织。当人食入被囊尾蚴感染的牛肉后,囊尾蚴在胆汁的刺激下,头节伸出,附着于肠黏膜上,长成成虫平均需要63d 左右的时间。

二、流行病学

(一)传染源

人是牛带绦虫的唯一终宿主,因此,患有牛带绦虫病的人是牛带绦虫的传染源。

(二)传播途径

人食入未煮熟的含有感染性囊尾蚴的牛肉而感染,感染途径是经口感染。

(三)易感人群

人群对牛带绦虫普遍易感,没有天然抵抗力。

三、诊断与治疗

(一)临床表现

轻者可毫无症状,粪便或内裤中发现白色节片为最常见的症状,患者大多因此就诊。妊娠节片随粪便排出体外,而且常自动地单个或两三个节片相连从肛门爬出,在肛门周围做短时间蠕动,并滑落到会阴或大腿部,患者感到肛门瘙痒不适。几乎所有患者都有肛门瘙痒的症状。重症者症状明显,甚至可因并发症而死亡。

(1)胃肠道症状以腹痛最为常见,见于半数病例。腹痛可在上腹部、脐周,或无固定位置,可为钝痛、隐痛、刺痛、咬痛或烧灼感。少数患者可有肠绞痛。此外,还可有恶心、呕吐、腹泻等症状。食欲减退或亢进、消化不良等表现较为常见。

(2)全身症状为乏力、体重减轻、夜间磨牙、贫血、营养不良等。

(3)少数患者出现神经症状,如头昏、神经过敏、失眠、癫痫样发作与晕厥等。皮肤症状有过敏性瘙痒症、荨麻疹、结节性痒症等。

(二)诊断

1. 血象

血象变化不明显,嗜酸粒细胞可轻度增多,多在早期出现。

2. 虫卵检查

大多数患者粪便中可找到虫卵,但由于牛带绦虫无子宫孔,虫卵不能直接排入肠道,故并非每一例患者均可查获虫卵。虫卵检查可采用直接涂片或

Kato-Katz 法、沉淀法和漂浮浓集法等。用棉花拭子法做肛门涂片检查也可检获虫卵。虫卵检查阳性者并不能确定其虫种,可通过驱虫鉴定虫种。

3. 妊娠节片检查

牛带绦虫妊娠节片常从链体脱落,随呕吐物或粪便排出体外,故详细询问呕吐物或粪便中是否含节片是常用的诊断方法。观察妊娠节片子宫分支数目与形状可用于鉴定肠绦虫种类。牛带绦虫妊娠节片子宫分支数为 15～30 个,分支整齐。

4. 头节检查

驱虫治疗后 24h,留取全部粪便检查头节可帮助评价疗效和鉴别虫种。头节被驱出表明治疗彻底。

5. 免疫学检查

用虫体匀浆或虫体蛋白质作为抗原进行皮内试验、环状沉淀试验、补体结合试验或乳胶凝集试验可检测体内抗体,阳性符合率很高。用酶联免疫吸附试验也可检测宿主粪便中的特异性抗原,灵敏度可达 100%,且具有高度特异性。

6. 分子生物学检查

DNA 斑点印渍法可用于检测牛带绦虫卵。近年有用聚合酶链反应(PCR)扩增粪便中虫卵或虫体脱落的外被体表物质的微虫或猪带绦虫成虫,特异度与灵敏度均很高。

7. 影像学检查

在散发地区,对可疑的牛带绦虫感染者进行钡餐透视检查,可用于辅助诊断。

(三) 治疗

治疗原则同猪带绦虫。

四、预防与控制

该病的预防与控制措施跟猪带绦虫的类似。

(1) 积极治疗患者。驱虫治疗使患者恢复健康即可达到消灭传染源的目的。

(2) 改水改厕。修建厕所,使新鲜粪便经过发酵,虫卵失活后再使用,防止含有虫卵的粪便污染环境。

(3) 在流行区进行宣传教育,提倡牛圈养,切实做到人畜分离。

(4) 严格检查市售牛肉,防止含囊尾蚴的牛肉流入市场。

第八节 亚洲带绦虫病

亚洲带绦虫病是由亚洲带绦虫成虫寄生于人体小肠所引起的一种疾病。目前对该虫的认识还存在分歧,主要有两种观点:一种观点认为亚洲带绦虫是牛带绦虫的亚种,称为牛带绦虫亚洲亚种;另一种观点则认为它是一种新的虫种,称为亚洲带绦虫。

一、病原学

(一)形态

成虫形态与牛带绦虫相似,呈乳白色,带状。头节圆形或近方形,无小钩。虫卵椭圆形,棕黄色,卵壳薄而易碎。卵内有六钩蚴。囊尾蚴呈椭圆形或近似圆形,乳白色,半透明,凹处可见头节。

(二)生活史

该虫的生活史与牛带绦虫的相似,成虫寄生于人的小肠,人是其唯一终宿主。不同点:中间宿主是猪或其他野生动物;其幼虫并不寄生于肌肉组织,而主要寄生于中间宿主的内脏器官。

二、流行病学

(一)传染源

人是亚洲带绦虫的唯一终宿主,因此,感染了亚洲带绦虫的人为本病的传染源。

(二)传播途径

患该病的人主要因进食未煮熟的含有感染性囊尾蚴的动物内脏、肉类或受囊尾蚴污染的食品而感染。

(三)易感人群

该病感染没有年龄、性别差异,人群普遍易感。

三、诊断与治疗

(一)临床表现

与牛带绦虫病类似,主要临床表现为排节片史、恶心、呕吐、肛周瘙痒、头痛、腹泻、乏力等。

（二）诊断

1. 病原学诊断

在呕吐物或粪便中发现节片或在大便中查见虫卵,根据形态特点即可确诊。

2. 血液学检查

（1）外周血嗜酸粒细胞增多,其余血液成分无明显变化。

（2）血液生化检查显示血脂代谢发生异常,主要表现为甘油三酯和 β 脂蛋白增高。

（三）治疗

在亚洲带绦虫的驱虫药物中,以吡喹酮的效果最好,阿苯达唑仅有轻度驱虫效果,甲苯达唑疗效最差。吡喹酮用量为 150mg,单剂,顿服。

四、预防与控制

该病的预防与控制措施与其他带绦虫的类似。

（1）积极治疗患者。通过驱虫治疗使患者恢复健康,即可达到消灭传染源的目的。

（2）改水改厕。修建厕所,新鲜粪便经过发酵使虫卵失活后再使用,防止含有虫卵的粪便污染环境。

（3）在流行区进行宣传教育,提倡猪、牛圈养,切实做到人畜分离。

（4）严格检查市售动物内脏,防止含囊尾蚴的畜肉流入市场。

第九节　曼氏裂头蚴病

曼氏裂头蚴病是由曼氏裂头蚴寄生于人眼部、皮下组织或脑、肾、肺等脏器所致的一种疾病。其病原体为曼氏迭宫绦虫中绦期的曼氏裂头蚴。

一、病原学

（一）形态

1. 裂头蚴

呈长带形,白色,大小约 300mm×0.7mm,头部膨大,末端钝圆,体前端无吸槽,中央有一明显凹陷,是与成虫相似的头节。不分节,但蠕动能力极强,可以在宿主体内移行。

2. 成虫

成虫体长 60～100cm,宽 0.5～0.6cm,白色,带状。头节细小,呈指状。

其背腹面各有一条纵行的吸槽。颈部细长,节片宽度通常均大于长度。但远端的节片长宽几近相等。成节和孕节均具有发育成熟的雌雄生殖器官一套,结构基本相似。肉眼即可见到节片中部凸起的子宫,在孕节中更为明显。

3. 虫卵

虫卵呈不对称椭圆形,一端稍尖,卵壳较薄,有卵盖,但在加藤厚涂片中不易看到。

（二）生活史

曼氏迭宫绦虫经过三个宿主完成其生活史:人、犬、猫以及虎、豹、狐等食肉动物是终宿主,剑水蚤是第一中间宿主,蛙、蛇、鸟类和猪等是第二中间宿主,人可作为第二中间宿主、转续宿主或终宿主(图3-7)。成虫寄生在终宿主的小肠内,虫卵随宿主粪便排出体外,在温度适宜的水中经3~5周的发育后孵出钩球蚴(钩毛蚴)。钩球蚴在水中游动,若被第一中间宿主剑水蚤吞入,在其血腔中发育成为原尾蚴。含有原尾蚴的剑水蚤被第二中间宿主蝌蚪吞食后,随蝌蚪发育成蛙,原尾蚴也发育成裂头蚴,寄生于蛙腿的肌肉组织内。当感染有裂头蚴的蛙被蛇、鸟、猪等第二中间宿主吞食后,裂头蚴不能在这些动物的肠道内发育成为成虫,而是穿出肠壁,移居至腹腔、肌肉或皮下等处继续生存,蛇、鸟、猪等就成为转续宿主。第二中间宿主或转续宿主被犬、猫等终宿主吞食后,裂头蚴在宿主肠道内发育成为成虫。裂头蚴寿命较长,在人体内一般可存活12年。

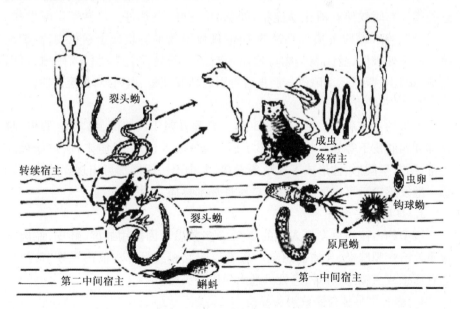

图3-7 曼氏迭宫绦虫的生活史

二、流行病学

（一）传染源

该病的主要传染源是猫和犬,存在于自然环境中的主要是虎、豹、狐狸等。

（二）传播途径

人感染裂头蚴的途径主要有两种:一是裂头蚴或原尾蚴经皮肤或黏膜直接侵入;二是误食裂头蚴或原尾蚴。

（三）易感人群

人群普遍易感。儿童和青壮年的感染率较高,男性感染者多于女性。

三、诊断与治疗

（一）临床表现

该病的潜伏期因感染方式不同而异,通常直接侵入者潜伏期较短,一般为6~11d,个别可达2~3年。经口吞食的感染者潜伏期较长,长达1年半甚至更久。曼氏裂头蚴病的临床表现共分六型。

1. 眼裂头蚴病

该型最常见,约占该病总发病人数的45%。主要因为患眼结膜炎等疾病时,迷信用蛙肉敷贴眼部而感染。多为单眼出现症状,偶可见双眼同时感染,累及患者的眼睑和眼球。眼部表现为结膜充血、畏光、流泪、奇痒、微痛、眼睑红肿等。有时候伴有消化道症状,如恶心、呕吐、发热等。可常年反复发作。红肿的眼睑和结膜下摸到直径约1cm、硬度不等的肿块或条索状物,有游动感。若患处破溃,曼氏裂头蚴可逸出而自愈。若曼氏裂头蚴侵入眼球,可引起眼球凸出、眼球运动障碍。严重者可引起角膜溃疡、白内障,甚至失明。

2. 皮下裂头蚴病

该型约占该病总发病人数的30%。常累及躯干浅表部,如乳房、腹壁、腰背部和四肢皮下等处。临床表现为皮下结节或者包块,呈游走性,皮肤色泽正常,结节呈圆形、柱形或不规则条索状,大小不一。局部可出现痒感或虫爬感。继发感染后可出现间歇性或持续性局部疼痛、红肿和压痛。

3. 口腔裂头蚴病

该型约占该病总发病人数的20%。多数患者因使用蛙肉、蛙皮、蛇肉贴敷患处治疗腮腺炎、牙痛而感染。患者口腔黏膜或颊部皮下出现硬节,患处也有痒感或虫爬感、红肿;患处可逸出曼氏裂头蚴。

4. 脑及中枢神经系统裂头蚴病

该型较少见,仅占2%。出现脑部占位性病变,如头痛、视力模糊、肢体麻木、抽搐等,严重者昏迷或伴有喷射状呕吐、间歇性口角抽搐甚至瘫痪等,易被误诊。

5. 生殖系统裂头蚴病

该型较少见,仅占2%。主要寄生部位是阴囊、阴茎包皮、大阴唇等。患处皮肤色泽正常,结节呈圆形、柱形或不规则条索状,界限不清,形态、大小不一,质地中度。

6. 内脏裂头蚴病

该型仅占1%,十分少见。有的裂头蚴可经消化道侵入腹膜,引发炎症反应,如寄生于脊髓、椎管、尿道及膀胱,可引发严重后果。

(二) 诊断

1. 临床诊断

该病的临床表现无特异性,极易漏诊或误诊,需采取综合诊断方法。首先询问病史,是否有使用蛙肉(皮)贴敷过伤口,是否有生食或半生食蛙肉、蛇肉、鸟肉、鸡肉和猪肉或生饮蛇血、生吞蛇胆等,或在有感染剑水蚤的池塘游泳时吞饮塘水等病史。必要时进行血清学检查或者影像学检查。

2. 实验室检查

(1) 病原学检查。从患处检出裂头蚴即可确诊为曼氏裂头蚴病。必要时可将新鲜活虫喂猫、犬等动物,从动物体内查获成虫即可确诊。

(2) 血清学试验。可使用曼氏裂头蚴抗原进行各种血清学辅助诊断,如胶体金免疫渗滤试验(DIGFA)、对流免疫电泳、间接血凝试验、酶联免疫吸附试验(ELISA)和间接荧光抗体试验等。

3. 影像学检查

使用磁共振成像(MRI)、计算机断层成像(CT)等诊断技术可提高脑裂头蚴病的诊断率。

(1) CT表现:① 白质区出现不规则的低密度及高密度占位灶,邻近脑室区域略有扩大;② 出现高密度点状钙化灶;③ 病灶点状增强或不规则增强。

(2) MRI表现:① 脑内单发或多发病灶,形态不规则;② 强化后病灶区表现为多个小环状强化,无规则相套,与裂头蚴本身形态相似;③ 病灶的小点状钙化灶在MRI上通常不显示。

4. 成虫检查

成虫感染可以通过检测粪便中虫体节片或虫卵而确诊。

(三) 治疗

不适合手术治疗的患者或内脏裂头蚴病患者,可用吡喹酮、阿苯哒唑等药进行驱虫治疗。吡喹酮为首选药物,成人剂量为每次 20mg/kg 体重,3 次/天,连服 2d。儿童剂量为每次 25mg/kg 体重,3 次/天,连服 2d。裂头蚴主要靠手术摘除,术中注意一定要将虫体尤其是头部取尽,方能根治。曼氏迭宫绦虫成虫携带者可用南瓜子 50g、槟榔 30g 煎服,或吡喹酮 15～25mg/kg 体重顿服进行治疗。

四、预防与控制

加强宣传教育,提倡不用蛙肉(皮)、蛇肉(皮)贴敷伤口,不生食或半生食蛙、蛇、鸡、猪或其他脊椎动物,不饮生水,以防感染。加强监管家禽、猪等食用动物。加强对市售蛙类、蛇类的监督力度。筛查曼氏迭宫绦虫感染的犬、猫和人等,改水改厕,防止新鲜粪便直接入水,以切断传播途径。

第十节　膜壳绦虫病

膜壳绦虫病是由膜壳科绦虫寄生于人体所引起的一种疾病。膜壳科绦虫主要是动物性寄生虫,但有的膜壳绦虫也可寄生于人体。

一、病原学

(一) 形态

1. 微小膜壳绦虫(短膜壳绦虫)

成虫长 25～40mm,宽 1mm,头节有顶突,其上有 20～30 个头钩,周围有 4 个吸盘。颈细长,颈后有 100～200 个体节,少数多达 1000 节。虫卵呈圆形或椭圆形,无色透明。外面覆盖有很薄的卵壳,卵壳内为胚膜层,胚膜内含有一个六钩蚴。

2. 缩小膜壳绦虫(长膜壳绦虫)

虫体长 20～60cm,最宽达 4mm。头节细小,有吻突,但不具钩,周围有 4 个吸盘。虫卵呈圆形或椭圆形,黄褐色。卵壳稍厚,内侧附有一层半透明的内膜。

(二) 生活史

两种膜壳绦虫的生活史有相似之处,即均寄生于鼠类或人的小肠。微小膜壳绦虫的生活史复杂,既可以在同一宿主体内完成其生活史,也可以经过中间宿主完成。虫卵被宿主吞食后,在小肠内经过消化,六钩蚴破壳而出,进入肠绒毛,发育成为似囊尾蚴;几天后,似囊尾蚴进入小肠腔,附着于肠壁上发育成为成虫。

长膜壳绦虫的生活史必须经过中间宿主才能完成。虫卵被中间宿主吞食后,六钩蚴在消化液的刺激下逸出,在中间宿主体内发育成为似囊尾蚴。终宿主食入含有感染性似囊尾蚴的昆虫而感染,经过 12～13d 的时间发育成为成虫,可排卵。

二、流行病学

（一）传染源

传染源包括带虫者、患者和保虫宿主。

（二）传播途径

两种膜壳绦虫的传播途径都是经口感染。

（三）易感人群

人群普遍易感,但由于个人卫生和生活习惯的原因,青少年和儿童的感染率略高。

三、诊断与治疗

（一）临床表现

两种绦虫的临床症状基本相似。轻度感染时无明显临床症状。感染严重时可出现消化道和神经症状,如恶心、呕吐、食欲缺乏、腹痛、腹泻,神经症状有头痛、头晕、烦躁和失眠,甚至出现惊厥。

（二）诊断

从粪便内查找到虫卵或孕节即可确诊。常用方法包括生理盐水涂片法、水洗沉淀法和饱和盐水浮聚法。

（三）治疗

吡喹酮为常用药,儿童用药量为一次顿服 15mg/kg 体重,治愈率为 90%～98%。

四、预防与控制

（1）加强宣传教育,提倡注意环境卫生、个人卫生和饮食卫生。

（2）改水改厕,不使新鲜粪便入水,以防污染环境。

（3）防鼠灭鼠,减少传染源。

（4）积极治疗本病患者对控制本病也起着非常关键的作用。

第十一节　旋毛虫病

旋毛虫病是由旋毛虫寄生于人、猪、鼠、猫、熊等多种脊椎动物所致的一种寄生虫病,主要因食入含有感染性旋毛虫幼虫囊包的猪肉或其他动物肉类而感染。

一、病原学

(一)形态

成虫微小,细线状,乳白色,表皮光滑,前部较细,后部较粗。新生幼虫呈乳白色,甚小,杆状。成熟幼虫也称为感染性幼虫、成囊期或肌肉期幼虫,是未蜕皮的第一期幼虫,呈淡橙色,虫体两端钝圆,无异常突起。

(二)生活史

旋毛虫主要寄生于人、猪、犬、猫、熊、鼠及多种野生动物和食草动物体内。主要寄生部位是十二指肠和空肠上段;含感染性幼虫的囊包寄生于同一宿主的横纹肌细胞内,不需要在外界发育,转换宿主后即可继续发育,完成其生活史(图3-8)。

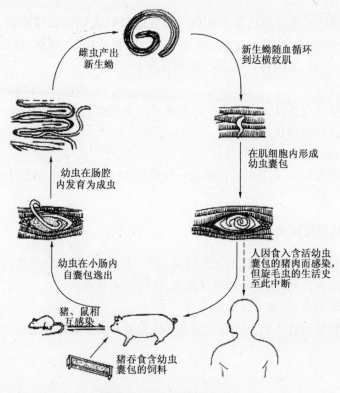

雌虫产出新生蚴

新生蚴随血循环到达横纹肌

幼虫在肠腔内发育为成虫

在肌细胞内形成幼虫囊包

幼虫在小肠内自囊包逸出

人因食入含活幼虫囊包的猪肉而感染,但旋毛虫的生活史至此中断

猪、鼠相互感染

猪吞食含幼虫囊包的饲料

图3-8　旋毛虫的生活史

二、流行病学

（一）传染源

含有旋毛虫感染性囊包的动物为本病的传染源。人、猪、犬、猫、熊、鼠及多种野生动物和食草动物都可作为传染源。

（二）传播途径

主要经口传播，也有经胎盘垂直传播的情况。

（三）易感人群

人群对该虫无天然抵抗力，普遍易感。

三、诊断与治疗

（一）临床表现

人食入活旋毛虫囊包后，经胃液消化，在十二指肠释出幼虫，经 5~7d，幼虫 4 次蜕皮后发育成为成虫。小肠黏膜受幼虫侵袭而充血、水肿，患者可有腹痛、腹泻、恶心、呕吐等症状，持续 3~5d 后可自行缓解。雌、雄成虫交配后，雌虫钻入肠黏膜，产出大量幼虫。除少数附于肠黏膜表面的幼虫由肠道排出外，绝大多数幼虫沿淋巴管或静脉流经右心至肺，然后随体循环到达全身各器官、组织及体腔，但只有侵入横纹肌的幼虫才能继续发育，在肌纤维间形成纵轴与肌纤维平行的梭形囊包。幼虫进入血循环后可引起异性蛋白质反应，患者出现持续性高热、荨麻疹、斑丘疹、眼睑和面部浮肿等症状，末梢血嗜酸粒细胞也明显增多。横纹肌、小血管及其周围的间质发生炎性反应，患者感到肌肉疼痛，以四肢肌肉为主。重者出现咀嚼、吞咽及发音困难。若幼虫侵及心脏及中枢神经系统，可引起心律失常、心包炎、抽搐和昏迷等严重症状，这些症状可持续 1~2 个月，肌肉疼痛有时持续数月。随着囊包的逐渐形成，急性炎症消退，症状缓解，但患者仍消瘦、乏力。体力恢复约需 4 个月的时间。

（二）诊断

若有生食或食未熟肉史及典型临床症状，且嗜酸粒细胞增多，即可怀疑本病。从吃剩的肉品或患者骨骼肌活体组织标本中找到幼虫或囊包，即可确诊。皮内试验、沉淀试验、荧光抗体试验与酶联免疫吸附试验等免疫学检查多在感染后 2~4 周呈阳性反应。本病应注意与食物中毒、风湿病、皮肌炎、结节性多动脉炎等疾病的鉴别。

（三）治疗

阿苯达唑对本病的疗效较好，能抑制雌虫产幼虫，并可驱除肠道内的早期幼虫和杀死肌纤维间的幼虫，兼有镇痛、退热和抗炎作用。推荐剂量为每天 20～30mg/kg 体重,每天 2 次,连服 5～7d 为一个疗程。近年来,应用甲苯达唑治疗该病有良好疗效。甲苯达唑的推荐剂量为 300～500mg,分 3 次口服,连服 5～9d,无明显毒性作用,但其疗效不如阿苯达唑。若体温过高或出现心脏和中枢神经系统受累的征象及严重的毒血症,可辅以肾上腺皮质激素治疗,利用其非特异性消炎和抗变态反应的作用来缓解症状。

四、预防与控制

(1)加强食品卫生管理与宣传教育,不食生的或未熟的哺乳动物肉及肉制品,提倡熟食。

(2)加强肉类检疫,防止含有感染性旋毛虫囊包的肉类产品流入市场。

(3)提倡科学养猪,保持猪舍清洁,饲料宜加温至 55℃ 以上。

(4)消灭鼠、野犬等动物宿主,减少传染源。

第十二节 隐孢子虫病

隐孢子虫病是由一种叫微小隐孢子虫所引起的一种传染病。其他种类的隐孢子虫偶然也会引起此病。隐孢子虫是一种专性细胞内寄生虫,人体感染后主要出现腹泻、呕吐和发热等症状。

一、病原学

(一)形态

隐孢子虫卵囊呈圆形或椭圆形,直径 4～6μm,成熟卵囊内含 4 个裸露的子孢子和残留体。子孢子呈月牙形,残留体由颗粒状物和一空泡组成。

(二)生活史

隐孢子虫的生活史简单,可分为裂殖生殖、配子生殖和孢子生殖三个阶段(图3-9),完成其整个生活史只需要一个宿主。虫体在宿主体内的发育时期称为内生阶段,随宿主粪便排出的成熟卵囊为感染阶段。

人和许多动物都是本虫的易感宿主。当宿主吞食成熟卵囊后,在消化液的作用下,子孢子在小肠脱囊而出,先附着于肠上皮细胞,再侵入其中,在被侵入的胞膜下与胞质之间形成带虫空泡。虫体在空泡内开始无性繁殖,先发育成为滋养体,经 3 次核分裂发育成为 I 型裂殖体。成熟的 I 型裂殖体含有 8 个裂殖子。裂殖子被释出后侵入其他上皮细胞,发育成为第二代滋养体。第二代滋养体经 2 次核分裂发育成为 II 型裂殖体。成熟的 II 型裂殖体含 4 个裂殖子。此裂殖子被释出后侵入肠上皮发育成为雌、雄配子体,进入有性生殖

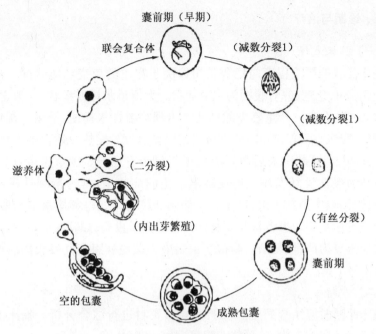

囊前期（早期）

联会复合体 （减数分裂1）

（减数分裂1）

滋养体 （二分裂）

（有丝分裂）

（内出芽繁殖）

囊前期

空的包囊

成熟包囊

图3-9 隐孢子虫的生活史

阶段。雌配子体进一步发育成为雌配子,雄配子体产生16个雄配子,雌、雄配子结合形成合子,进入孢子生殖阶段。合子发育成为卵囊。卵囊有薄壁和厚壁两种类型。薄壁卵囊约占20%,仅有一层单位膜,其子孢子逸出后直接侵入宿主肠上皮细胞,继续无性繁殖,形成宿主自身体内重复感染;厚壁卵囊约占80%,在宿主细胞内或肠腔内孢子化(形成子孢子)。孢子化的卵囊随宿主粪便排出体外,即具有感染性。完成生活史需5～11d的时间。

二、流行病学

（一）传染源

隐孢子虫的宿主比较广泛,包括哺乳类、两栖类、爬行类动物及鱼、鸟和昆虫。家养动物普遍存在自然感染,反刍动物更为易感。

（二）传播途径

主要感染途径是粪—口、手—口。水是该病传染的主要媒介,也有通过食物传播的报道。

（三）易感人群

人群普遍易感,但是抵抗力低下的人或动物更容易受影响,如1～2岁的婴幼儿和营养不良的儿童,以及刚出生数周的动物。

三、诊断与治疗

（一）临床表现

临床症状的严重程度与病程长短取决于宿主的免疫功能状况。潜伏期一般为 3～8d,急性起病,腹泻为主要症状。大便呈水样或糊状,一般无脓血,日排便 2～20 余次。严重感染的幼儿可出现喷射性水样便,量多。常伴有痉挛性腹痛、腹胀、恶心、呕吐、食欲减退或厌食、口渴、发热。病程多为自限性,持续 7～14d,但症状消失后数周粪便中仍可带有卵囊。少数患者迁延 1～2 个月或转为慢性反复发作。免疫缺陷宿主的症状重,常为持续性霍乱样水泻,每日腹泻数次至数十次,量多。常伴剧烈腹痛,水、电解质紊乱和酸中毒。病程最长可达 1 年。患者常并发肠外器官隐孢子虫病,如呼吸道和胆道感染,使病情变得更为严重、复杂。隐孢子虫感染为艾滋病患者并发腹泻后死亡的常见原因。

（二）诊断

临床诊断时应结合病史和实验室检查资料进行综合分析。临床上以急性腹泻或霍乱样腹泻为主,可伴有腹痛、恶心和呕吐等。

1. 病原学诊断

粪便(水样或糊状便为好)直接涂片染色,检出卵囊即可确诊。有时呕吐物和痰也可作为受检标本。检查方法如下:

（1）金胺-酚染色法。新鲜或甲醛固定后的标本均可采用此法,染色后在荧光显微镜下观察。卵囊圆形,呈明亮乳白-黄绿色荧光。低倍镜下为圆形小亮点,周边光滑,虫体数量多时可遍布视野,犹如夜空中的繁星;高倍镜下卵囊壁薄,中央淡染,似环状。本法简便、敏感,适用于批量标本的过筛检查。

（2）改良抗酸染色法。染色后背景为蓝绿色,卵囊呈玫瑰色,圆形或椭圆形,囊壁薄,内部可见 1～4 个梭形或月牙形子孢子,有时尚可见棕色块状的残留体。但粪便标本中多存在红色抗酸颗粒,形同卵囊,难以鉴别。

（3）金胺酚-改良抗酸染色法。先用金胺-酚染色,再用改良抗酸染色复染,置光学显微镜下观察。卵囊形态同抗酸染色所示,但非特异性颗粒呈蓝黑色,与卵囊的颜色不同,有利于查找卵囊,优化了改良抗酸染色法,提高了检出率。

（4）基因检测。采用 PCR 和 DNA 探针技术检测隐孢子虫特异 DNA,具有特异性强、敏感性好的特点。

2. 免疫学诊断

隐孢子虫病的免疫学诊断近年发展较快,具有弥补粪检不足的优点。

（1）粪便标本的免疫诊断。均需采用与卵囊具高亲和力的单克隆抗体。在 IFAT 的检测中，卵囊在荧光显微镜下呈明亮的黄绿色荧光，特异性强，敏感性好，适用于对轻度感染者的诊断和流行病学调查。采用 ELISA 技术检测粪便中的卵囊抗原，敏感性和特异性均较好，不需要显微镜。

（2）血清标本的免疫诊断。常采用 IFAT、ELISA 和酶联免疫印迹试验（ELIB），特异性和敏感性均较好，可用于隐孢子虫病的辅助诊断和流行病学调查。

（三）治疗

目前缺乏特效药物，感染后要重视并给予综合治疗。

1. 支持治疗

对患者按肠道传染病进行隔离，症状严重者应住院治疗，轻症者采取口服补液即可。患者可因严重腹泻引起水和电解质平衡紊乱，必须加以纠正。对免疫功能低下者应加强支持治疗。发作期间避免食用含脂肪及乳糖较多的食物，以缓解症状。对营养不良、低蛋白血症者也应予以对症治疗。

2. 病原治疗

至今尚无疗效确切的抗隐孢子虫药物，认为有一定疗效的药物为巴龙霉素、螺旋霉素、克林霉素、阿奇霉素、大蒜素等。目前主要使用巴龙霉素进行治疗，推荐剂量为每次 500mg 顿服，每日 3 次，或者每次 25～35mg/kg 体重，分 3 次口服，28d 为一个疗程。重症者加用阿奇霉素空腹口服，每天 1 次，成人 500mg，儿童 10mg/kg 体重，连服 3d。另外，螺旋霉素对改善症状有一定的疗效。

3. 免疫治疗

对有免疫功能低下的隐孢子虫患者，尽可能重建其免疫功能是治疗成功的关键。有人曾使用高效价免疫牛的初乳治疗艾滋病并发隐孢子虫病患者，结果症状有所缓解，但疗效尚未肯定。

四、预防与控制

加强卫生监测，包括饮用水、食品的主动监测和患者监测。应防止患者、病畜及带虫者的粪便污染周围环境。注意粪便管理和个人卫生，保护免疫功能缺陷或低下的人，增强其免疫力，避免与患者、病畜接触。凡接触患者、病畜者，应及时洗手消毒；因卵囊的抵抗力强，患者用过的便盆等必须在 3% 的漂白粉中浸泡 30min 后才能予以清洗。10% 的甲醛溶液、5% 的氨水可灭活卵囊。此外，65℃～70℃加热 30min 可灭活卵囊，因此提倡喝开水。

第十三节　广州管圆线虫病

广州管圆线虫病是由于广州管圆线虫（即鼠类的肺线虫）寄生于肺动脉所致的一种疾病。主要表现为嗜酸粒细胞增多性脑膜炎。人不是广州管圆线虫的正常宿主，属于偶然宿主。

一、病原学

（一）形态

成虫细长，呈线状，体表有微细环状横纹。

（二）生活史

终宿主为鼠，犬、猫和食虫类也可成为终宿主。一期幼虫经呼吸道至消化道随粪便排出，在体外潮湿或有水的环境中发育 3 周，然后进入中间宿主（螺、蛞蝓）体内，也可进入转续宿主（蟾蜍、蛙、蜗牛、鱼、虾、蟹）体内。在中间宿主体内发育成为感染期幼虫，鼠因吞食中间宿主、转续宿主或污染的食物而感染。人食入含有感染期幼虫的中间宿主也可引起感染（图 3-10）。

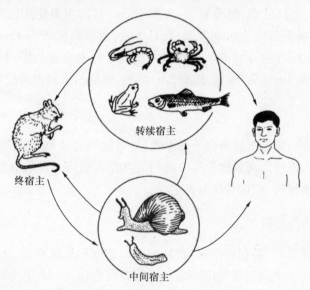

转续宿主

终宿主

中间宿主

图 3-10　广州管圆线虫的生活史

二、流行病学

（一）传染源

鼠为该病的传染源。在我国，褐家鼠分布范围广，广州管圆线虫的感染率也高,因此,鼠是传播该病的一个重要传染源。

（二）传播途径

该病主要通过食物传播,这些食物主要是螺类或虾蟹等。

（三）易感人群

人群对广州管圆线虫没有天然抵抗力,普遍易感。

三、诊断与治疗

（一）临床表现

潜伏期为 1~25d,多为 7~14d,儿童的潜伏期较成人的短,约 3d。临床上患者以中枢神经系统感染的炎症表现居多,占 50%以上,常以持续性头痛、全身酸痛、食欲下降、恶心、呕吐、精神异常为主要临床表现。头痛剧烈,而脑膜刺激征则常较轻。部分患者可出现发热、皮疹、表情淡漠、局部皮肤痛觉过敏、胸痛等表现;30%的患者出现肢体感觉减退,痛觉过敏,轻度至完全瘫痪,大小便失禁,视力减退,第Ⅱ、Ⅲ、Ⅳ、Ⅵ和Ⅶ对脑神经损害征及嗜睡与昏迷等脑膜炎表现。早期眼底检查多无异常,后期则可出现视盘水肿、视网膜静脉扩张。

（二）诊断

诊断本病的依据如下:① 有吞食或接触含本虫的中间宿主或转续宿主史;② 典型的症状特征;③ 脑脊液压力升高,白细胞总数明显增多,其中嗜酸粒细胞超过 0.1;④ 免疫学检查阳性或从脑脊液中查出幼虫或发育期雌性成虫或雄性成虫,但一般病原体检出率不高。

（三）治疗

目前肯定对该病有疗效的药物是阿苯达唑。推荐剂量为每次 10mg/kg 体重,2 次/天,连服 7~9d;或 200mg/d,连服 5d,然后用 400mg/d,连服 5d。症状较轻者可用 200mg/d,连服 3d。另外,还需要对症治疗。例如,对颅内压高者,选用甘露醇静脉注射;头痛严重者,给予镇痛剂。

四、预防与控制

（一）确定疫源地

广州管圆线虫病的自然疫源地主要在我国东南部。目前,由于福寿螺和褐云玛瑙螺等螺类的扩散,新的自然疫源地不断形成。确定疫自然源地的首选方法是调查螺类感染状况。本地无螺的,可调查蛞蝓和蜗牛的感染状况。

（二）控制传染源

鼠类是该病的主要传染源,因此,控制鼠类数量是控制传染源的必要措施。要控制鼠类数量,首先要搞好社区卫生,减少鼠类的食物来源。

（三）切断传播途径

食物是广州管圆线虫病的主要传播媒介,因此,控制广州管圆线虫病传播有以下几个重要环节:一是防止鼠类和软体动物形成自然循环;二是避免用未经加工处理的螺肉喂养虾蟹,使虾蟹成为该病的转续宿主;三是加强食品检疫,防止被污染的水产品上市。

第十四节　异尖线虫病

异尖线虫病是异尖线虫属第三期幼虫寄生在胃肠道所引起的一种疾病。人因生食含活幼虫的海鱼而感染。急性期临床表现为恶心、呕吐、剧烈腹痛等胃肠道症状,伴嗜酸粒细胞增高;慢性期以胃或肠道患处形成肉芽肿为特征,可并发肠梗阻、肠穿孔和腹膜炎。

一、病原学

（一）形态

1. 幼虫

虫体呈长纺锤形,无色微透明,胃部呈白色,在水中蠕动似蚯蚓状。虫体两端较细,尤以头部为甚。

2. 成虫

异尖线虫成虫形态在各种属间差异较大,一般稍显粗短,头部细,越靠近尾部越粗。

（二）生活史

异尖线虫成虫主要寄生于在海洋中生活的哺乳动物（如鲸、海豚、海狮、海豹等）的胃部,幼虫寄生于某些海鱼和海产软体动物。虫卵从宿主体内排出后,首先在低温的海水中发育,在卵壳内发育成为第一期幼虫;第一期幼虫继续发育,成为带鞘的第二期幼虫;第二期幼虫被中间宿主海生浮游甲壳类动物吞食,在中间宿主的消化道内发育,蜕皮成为第三期幼虫。被感染的海生浮游甲壳类生物在被海鱼和软体动物吞食后,第三期幼虫穿过这些宿主的消化道,到达腹腔,移行到各种脏器,如肠系膜、卵巢、肝、胰和肌肉,以囊包或游离状态寄生于腹腔或脏器表面。海洋中的哺乳动物在捕食这些含有异尖线虫的中间宿主后,感染性第三期幼虫就在其胃部逐渐发育成为第四期幼虫和成虫。

人不是异尖线虫的适宜宿主,幼虫可寄生于人体消化道各部位,也可引起内脏幼虫移行症。

二、流行病学

（一）传染源

该病的主要传染源是海生哺乳动物。

（二）传播途径

人的感染主要是由于食入含感染性异尖线虫的海鱼(如鳕鱼、鲱鱼、大比目鱼、鲐鱼、鲑鱼、小黄鱼和带鱼等)和海产软体动物(如墨鱼)而感染。

（三）易感人群

人群对该虫无天然抵抗力,普遍易感。

三、诊断与治疗

（一）临床表现

人体感染本虫后,轻者仅有胃肠不适,重者表现为在进食后数小时上腹部突发剧痛伴恶心、呕吐、腹泻等症状。纤维胃镜下可见胃黏膜水肿、出血、糜烂、溃疡,晚期患者胃肠壁可见肿瘤样物。其病理特点是以黏膜下层为中心的伴有大量嗜酸粒细胞浸润的脓肿或瘤样肿物,肿物内可见虫体断片、角皮或肠管等。还有报道该病引起阑尾腔闭塞、小肠腔闭塞的。除在胃肠道外,虫体还可在腹腔、泌尿系统、皮下组织等处形成肿物。

（二）诊断

诊断本病的依据是从胃内检获幼虫。虫体多在胃大弯侧发现。用体外培养的幼虫分泌排泄物作为抗原检测患者血清中的特异性抗体,是本病的重要辅助诊断方法。

（三）治疗

人胃肠道异尖线虫病目前尚无特效治疗药物,主要根据病情采取相应的治疗措施,对于胃部和食管的异尖线虫应尽快做纤维内镜检查,取出虫体。肠道的异尖线虫也可以在明确诊断后通过手术取出。

四、预防与控制

在流行区进行宣传教育,改变不良卫生习惯,提倡人们不生食或半生食海鲜,将海产品烹熟后再食用是预防该病的主要措施。

第十五节 颚口线虫病

颚口线虫病是我国较为少见的一种蠕虫蚴移行症,病原体为棘颚口线虫的第三期幼虫。临床上以皮下肿块、血中嗜酸粒细胞增多为特点。

一、病原学

（一）形态

1. 成虫

粗短，活体呈鲜红色，稍透明。两端稍向腹面弯曲，头端呈球形膨大。

2. 虫卵

椭圆形，表面粗糙不平，一端有帽状透明塞，内含 1～2 个卵细胞。

3. 幼虫

第三期幼虫盘曲呈"6"字形，头顶部具唇，头球上都具 4 环小钩。

（二）生活史

棘颚口线虫需要第一、第二中间宿主和终宿主三个阶段才能完成其生活史。终宿主主要是犬、猫或野生动物，如虎、豹等；第一中间宿主为剑水蚤；第二中间宿主为淡水鱼，如乌鳢、黄鳝、泥鳅等。人是本虫的转续宿主，感染后在人体组织内寄生的虫体不会继续发育，一直停留在第三期幼虫或没有生殖能力的成虫早期阶段。

二、流行病学

（一）传染源

颚口线虫病的传染源主要是犬、猫、虎、豹等。

（二）传播途径

人体主要是经口感染，常因食入含有感染性第三期幼虫的淡水鱼肉、鸡肉、鸭肉或猪肉而感染，也有经皮肤或胎盘垂直感染的报道。

（三）易感人群

人群普遍易感，任何年龄、性别的人群对颚口线虫均无天然抵抗力。

三、诊断与治疗

（一）临床表现

颚口线虫在人体内不能发育成为成虫，其幼虫在体内移行时造成的机械性损伤却极为广泛。一旦侵入脑、眼、肺、肝等部位，将会造成严重的后果，甚至危及生命。

1. 皮肤颚口线虫病

在人体感染后 3～4 周，幼虫在皮下组织中移行，产生症状与体征。最常见的体征是局部皮肤出现移行性肿块，可间歇性出现。每次出现可持续 1～2

周。局部皮肤呈非凹陷性水肿伴疼痛、瘙痒或红斑，移行的路径可有色素沉着。随着病程的延长，发作次数减少，症状亦减轻，发作时间也缩短。本病有时表现为匐行疹、皮肤结节或脓肿。幼虫偶尔可自行钻出皮肤。

2. 内脏颚口线虫病

虫体可在消化、呼吸、泌尿、神经等系统内移行或者寄居引起内脏型幼虫移行症，临床表现形式也因损伤部位不同而各异。

（二）诊断

1. 流行病学资料

患者曾进食生的或未煮熟的淡水鱼、蛙、鸡肉等。

2. 临床表现

皮肤颚口线虫病患者可出现游走性皮下肿块，伴发热、荨麻疹、瘙痒等。内脏棘颚口线虫病患者则出现肺、眼、脑、肝等器官病变的相应临床症状与体征。同一患者可同时存在皮肤颚口线虫病与内脏颚口线虫病。

3. 实验室检查

外周血液中白细胞总数轻度增多，嗜酸粒细胞所比例常明显升高；皮下肿块组织活检结果显示为嗜酸性肉芽肿。若能发现棘颚口线虫虫体，则可明确诊断。以棘颚口线虫第三期幼虫作为抗原，用 ELISA 等免疫学方法检测患者血清中特异性抗体有助于本病的诊断。

（三）治疗

人体颚口线虫病目前还没有特效治疗药物，某些药物对颚口线虫有一定疗效。泼尼松龙或硫酸奎宁可使移行性肿块消失；阿苯达唑可预防虫体反复移行性肿胀，但不能控制急性症状。目前，在明确寄生部位的前提下，通过外科手术取出虫体是一种安全有效的治疗方法。手术时注意用止血带绑于虫体两侧，以防虫体逃窜。

四、预防与控制

（1）主要预防措施是不食用生的或半生的鱼类、禽类、两栖类、爬行类和哺乳类动物肉。

（2）注意保持环境卫生，避免传染源污染环境。

（3）在流行区应避免接触未经处理的浅井或地表蓄水池的水。

（4）在发现淡水鱼自然感染本虫的地区，应加强对犬、猫、猪等动物的普查和管理。

第四章

虫媒寄生虫病

第一节 疟 疾

疟疾是因按蚊叮咬或输入带疟原虫者的血液而感染疟原虫所引起的虫媒传染病。寄生于人体的疟原虫主要有4种,即间日疟原虫、三日疟原虫、恶性疟原虫和卵形疟原虫。近年来,在马来西亚等东南亚部分地区发现了诺氏猴疟原虫自然感染人体的现象,因此它被认为是第五种人体疟原虫。本病的典型表现为间歇性发冷发热,其中恶性疟疾患者若得不到及时治疗,易引起死亡。

一、病原学

(一)形态

疟原虫是疟疾的病原体。疟原虫在分类上属于原虫顶器复合门孢子虫纲真球虫目疟原虫科疟原虫属。疟原虫的基本结构为核、胞质和胞膜。在红细胞内寄生的疟原虫可吞噬红细胞内的血红蛋白,并将其分解为血红素和珠蛋白,血红素不能被疟原虫所利用而存在于原虫的细胞质内成为疟色素。疟原虫经吉姆萨染色后,核呈红色,胞质呈蓝色,疟色素呈黄褐色或深褐色。4种人体疟原虫的基本构造相同,但各期形态各有特征,可根据厚、薄血膜上红内期疟原虫不同形态特征加以鉴别(表4-1、表4-2)。根据疟原虫在红细胞内发育、繁殖的变化分为3个发育期。

表 4-1 薄血膜中 4 种人体疟原虫的形态特征

		间日疟原虫	恶性疟原虫	三日疟原虫	卵形疟原虫
被寄生红细胞	大小	胀大	正常	正常或缩小	正常或稍胀大
	形状			正常	卵圆形或边缘呈伞矢状
	颜色	褪色	正常或偏紫色	正常	褪色
	斑点	薛氏点,红色,细小,数多	茂氏点,红色,粗大,数少	齐氏点,浓红色,微细	薛氏点,粗大,数多
早期滋养体(环状体)	大小	较大,约占红细胞直径的 1/3	较小,约占红细胞直径的 1/6	中等	中等
	核	1 个	1 或 2 个	1 个	1 个
	胞质	较薄	纤细	较粗厚	较粗厚
	色素	无	无	偶见细小褐色颗粒	无
大滋养体	大小	较大	较小	较小	较小
	核	1 个	1 个或 2 个	1 个	1 个
	胞质	阿米巴样,常含空泡	圆形,空泡不显著	带状,空泡不显著	圆形,空泡不显著
	色素	黄褐色,细小,杆状,散在分布	黄褐色,细小,结成团块后呈黑褐色	深褐色,粗大,沿边缘分布	棕黄色,较粗大
未成熟裂殖体	大小	较大	较小	较小	较小
	核	2 个以上	2 个以上	2 个以上	2 个以上
	胞质	圆形或不规则形,空泡消失	圆形,空泡消失,团块状	圆形,空泡消失	圆形或卵圆形,空泡消失
	色素	黄褐色,分布不匀	黑褐色,团块状	深褐色,分布不匀	棕黄色,分布不匀

续表

	间日疟原虫	恶性疟原虫	三日疟原虫	卵形疟原虫
成熟裂殖体				
大小	大于正常红细胞	小于正常红细胞	小于正常红细胞	小于正常红细胞
裂殖子	12~24个,常为16~18个,排列不规则,较大	8~32个,常为8~18个,排列不规则,较小	6~12个,常为8个,常排列如菊花状,较大	6~12个,常为8个,排列不规则,较大
色素	黄褐色,常聚集于一侧	黑褐色团块	深褐色,常聚集于中央	棕黄色,聚集中央或一侧
雌配子体				
大小	大于正常红细胞	较大	小于正常红细胞	小于正常红细胞
形状	圆形	新月形,两端尖锐	圆形	圆形
核	1个,较小,致密,深红色,位于一侧	1个,较小,深红色,位于中央	1个,较小,深红色,位于一侧	1个,较小,深红色,位于一侧
胞质	深蓝色	深蓝色	深蓝色	深蓝色
色素	黄褐色,均匀散在	黑褐色,紧密分布于核周围	深褐色,均匀散在	棕黄色,散在
雄配子体				
大小	大于正常红细胞	较大	小于正常红细胞	小于正常红细胞
形状	圆形	腊肠形,两端钝圆	圆形	圆形
核	1个,较大,疏松,淡红色,位于中央	1个,较大,淡红色,位于中央	1个,较大,淡红色,位于中央	1个,较大,淡红色,位于中央
胞质	浅蓝色	浅蓝色或淡红色	浅蓝色	浅蓝色
色素	黄褐色,均匀散在	黑褐色,松散分布于核周围	深褐色,均匀散在	棕黄色,散在

表 4-2　厚血膜中 4 种人体疟原虫的形态特征

	间日疟原虫	恶性疟原虫	三日疟原虫	卵形疟原虫
早期滋养体（环状体）	较大。核1个，较大，胞浆较厚。常呈"!"或","状	较小。核1~2个，较小，胞浆纤细。常呈"!"、","、断环或飞鸟状	中等。核1个，较大，胞浆粗厚。常呈环状或鸟眼状	大小与间日疟原虫相似，胞质致密，核较大。
大滋养体	较大。呈阿米巴样，形状不规则。核位于胞质中或外边，胞质常缩成圆形或断裂成数块。色素分布不匀	较小。常呈圆形，色素细小或集结成1~2个团块	中等。常呈圆形，色素细大	大小与间日疟原虫相似，胞质呈深蓝色，核较大
裂殖体	较大。裂殖子12~24个。裂殖子较大	较小。裂殖子8~26个。裂殖子较小	较小。6~12个。裂殖子大于间日疟原虫裂殖体	大小同间日疟原虫相似，裂殖子6~14个，核较大
配子体	较大。圆形，色素粗大。雌配子体较大，核小，胞质深蓝色，雄配子体较小，胞浆浅蓝色	较大。雌配子体新月形，雄配子体腊肠形	与间日疟原虫相似，但较小。色素较粗大	卵圆形，大小与间日疟原虫相似，雌配子体核致密，偏于一侧，雄配子体核疏松
色素	黄褐色，细小，或结成粗大颗粒。分布不匀	黄褐色，颗粒细小，结成团块后呈黑褐色。配子体色素粗大，分布于核周围	有时小滋养体可见色素。深褐色，较粗大，沿边分布	色素颗粒较大，呈深棕色，分布弥散
被寄生红细胞	常见红细胞"影子"和薛氏点	可见红细胞"影子"和茂氏点	可见红细胞"影子"	小滋养体时即可见薛氏点
其他	常可查到各阶段的疟原虫	仅见早期滋养体和（或）配子体。一般不见大滋养体和裂殖体	常可查到各阶段疟原虫	常可查到各阶段疟原虫

1. 滋养体

按发育先后,分为早期滋养体和晚期滋养体,其中早期滋养体又称为环状体,是疟原虫侵入红细胞后最早的发育时期。虫体胞质少,中间出现大空泡,胞质呈环状,细胞核小,偏于一侧,似镶宝石的戒指。晚期滋养体继续长大,细胞核增大,胞质增多,有时伴伪足或空泡,同时胞质中开始出现疟色素。

2. 裂殖体

晚期滋养体发育成熟后,胞质内空泡消失,核开始分裂后逐渐发育成为成熟裂殖体。成熟裂殖体的每个核被部分胞质包裹,成为裂殖子。核的数量一般为 8 ~ 32 个,因虫种而异。裂殖体成熟后,被寄生的红细胞破裂,释放出裂殖子,破碎的红细胞碎片、裂殖子和疟色素等进入血液,引起疟疾临床发作。

3. 配子体

配子体为疟原虫的有性生殖开始阶段。疟原虫在红细胞内经过数代裂体增殖后,部分裂殖子侵入红细胞后,核增大,不再分裂,胞质增多,最后发育成为圆形、椭圆形或新月形的虫体,称为配子体。配子体又分为雌、雄配子体,雌配子体(又称大配子体)虫体较大,胞质致密,核致密,偏于虫体一侧;雄配子体(又称小配子体)虫体较小,核疏松,位于虫体中央。

(二) 生活史

寄生于人体的 4 种疟原虫的生活史基本相同。需要人和雌性按蚊作为宿主。疟原虫的发育繁殖需经过有性生殖与无性生殖两个阶段,分别在人和媒介按蚊两个宿主内交替进行,人为疟原虫发育的中间宿主,按蚊为其终宿主。在人体内先后寄生在肝细胞和红细胞内,进行无性裂体增殖;在红细胞内,除进行裂体增殖外,部分裂殖子形成配子体,开始有性生殖发育。在按蚊体内疟原虫进行配子生殖和孢子增殖(图 4-1)。

1. 在蚊体内发育

雌性按蚊刺吸患者血液时,红内期疟原虫进入蚊胃,只有成熟的雌、雄配子体能在蚊体内继续发育,其他各期均被消化。雌、雄配子体在蚊体内发育和繁殖分为配子生殖和孢子增殖两个阶段。前者在蚊胃腔内完成,由雌、雄配子体形成雌、雄配子,受精后发育成为合子、动合子;后者在蚊胃壁基底层与基底细胞膜之间发育成为卵囊,经孢子细胞发育成为子孢子,子孢子随后移入蚊唾液腺内发育成为成熟子孢子。

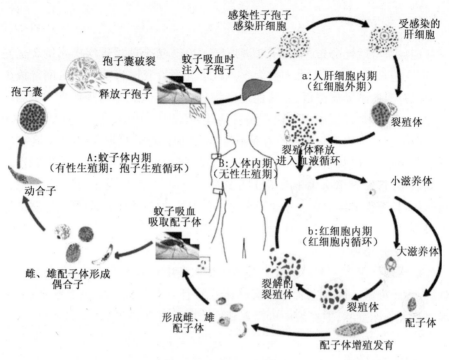

图 4-1　疟原虫的生活史

2. 在人体内发育

疟原虫在人体内的发育分为肝细胞内发育和红细胞内发育两个阶段。

（1）肝细胞期（红细胞外期）。当唾液腺中带有成熟子孢子的雌性按蚊吸食人血时，子孢子随唾液腺进入人体，随血流侵入肝细胞，在肝细胞内发育并进行裂体增殖，形成红细胞外期裂殖体，成熟的红细胞外期裂殖体含数以万计的裂殖子。裂殖子胀破肝细胞后释出，一部分被巨噬细胞吞噬，其余的进入血液循环侵入红细胞，开始红细胞内期发育。间日疟原虫完成红细胞外期发育时间约为 8d，恶性疟原虫约为 6d，三日疟原虫为 11～12d，卵形疟原虫约 9d。间日疟原虫和卵形疟原虫肝细胞期可有处于休眠期的子孢子，经过一段数月或数年的休眠期后，才完成红细胞外期裂体增殖。

（2）红细胞内期。红细胞外期裂殖子从肝细胞释放出来，进入血流后很快侵入红细胞。裂殖子先形成环状体，经大滋养体、未成熟裂殖体，最后形成含有一定数量裂殖子的成熟裂殖体。红细胞破裂后，释出裂殖子，其中一部分被巨噬细胞吞噬，其余的再侵入其他正常红细胞，重复红细胞内期裂体增殖过程。疟原虫经几代红细胞内器裂体增殖后，部分裂殖子侵入红细胞后不再进行裂体增殖而发育成雌、雄配子体。

二、流行病学

疟疾呈全球性分布,多发于非洲地区。2012 年全球报告疟疾病例 2 亿左右,死亡约 63 万人,其中大多数为 5 岁以下儿童。我国目前只在云南等极少数地区有当地感染病例报告,其他地区均只有输入性疟疾病例报告。中国政府在 2010 年颁布了《中国消除疟疾行动计划(2010—2020 年)》,计划于 2020 年底在全国范围内消除疟疾。在消除疟疾行动计划中,根据 2006—2008 年的疟疾发病情况,以县为单位,全国可分为四类地区:① 一类县:3 年均有本地感染病例,且发病率均大于或等于万分之一的县。② 二类县:3 年有本地感染病例,且至少 1 年发病率小于万分之一的县。③ 三类县:3 年无本地感染病例报告的流行县。④ 四类县:非疟疾流行区。

（一）传染源

疟疾现症患者和无症状带虫者的末梢血液中存有配子体时,即具有传染性,成为传染源。现症患者是指有临床症状且有明显的疟原虫血症者;带虫者是指无临床症状,但血液中可以查到疟原虫者。

（二）传播途径

被体内有感染性子孢子的按蚊叮咬是感染疟疾的最主要途径;还有极少数通过输血、母婴垂直传播等途径感染疟疾。在我国,分布比较广的传播疟疾的按蚊种类包括中华按蚊、嗜人按蚊、大劣按蚊和微小按蚊;局部分布的一些传疟按蚊种类包括杰普按蚊、米塞按蚊、凉山按蚊和伪威氏按蚊等。

（三）易感人群

不同种族、性别、职业和年龄的人对各种人体疟原虫都易感。不过,在一些具备特定遗传特征的人群中,疟疾发病率会降低,或者在感染疟疾后临床症状减轻。例如,西非 Duffy(达菲)血型抗原阴性人群不易感染间日疟,镰状细胞特征者感染恶性疟原虫后不会死亡等。

三、诊断与治疗

（一）临床表现

4 种人体疟疾的典型临床表现相似,分为前驱期、发冷(寒战)期、发热期、出汗期和间歇期。(1)前驱期:患者有疲乏、轻度头疼、全身不适伴酸痛、厌食、畏寒和低热等症状,与感冒症状极为类似,易被忽视。(2)发冷或寒战期:此期持续数分钟至 1h。患者四肢及背部发冷,面色苍白,常伴头痛、恶心和呕吐等症状,体温迅速上升,多超过 38℃。(3)发热期:一般持续 2 ~ 6h,体温高者可超过 40℃。(4)出汗期:此期持续 2 ~ 4h。患者可能会出现微汗或大汗淋漓,体温迅速恢复正常。(5)间歇期:指前后两次发作的间隔时间。恶性疟病例的间歇期一般很不规则,从数小时到48h不等;间日疟一般为48h。

1. 间日疟

潜伏期长短不一,短的10~19d,长者可达数百天。临床急性发作时体温超过38℃,发热始于中午前后和晚上9:00以前,偶见于深夜,常隔日定时发作。

2. 恶性疟

潜伏期6~27d,平均11d,多突然发病,高热者多见,常伴有头痛、全身酸痛、恶心、呕吐、贫血等。前后两次发作的间歇期极短。如能及时治疗,多数恶性疟患者预后良好;若未及时救治,可转为重症恶性疟而引起死亡。

3. 重症疟疾

重症患者可出现昏迷、重度贫血、急性肾衰竭、肺水肿或急性呼吸窘迫综合征、低血糖症、循环衰竭或休克、重度酸中毒等。

(二)诊断

1. 流行病学诊断

有在非洲、东南亚及国内疟疾流行区夜间停留、居住史,或近两周内有输血史。

2. 病原学检查

(1)疟原虫镜检。从耳垂取血涂制成厚、薄血片,经染色镜检发现疟原虫是确诊疟疾最可靠的方法。

(2)免疫学方法。快速诊断试纸条法(RDT):用一次性采血针在耳垂或手指末端采血,婴儿可从拇指或足跟取血。按不同试剂盒产品说明书要求操作并在规定时间内判读结果。质控区和检测区同时出现色带,为检测阳性;若仅在质控区出现色带,为阴性;若质控区无色带显示,则此检验无效。

(3)分子生物学检测。采用基因检测方法从患者血液中检测疟原虫特异性基因。

(三)治疗

1. 间日疟和卵形疟

(1)首选氯喹加伯氨喹八日方案:氯喹总剂量1200mg,分3日口服;伯氨喹总剂量180mg,分8日口服。

(2)哌喹加伯氨喹八日方案:哌喹总剂量1200mg(哌喹基质,下同),分3日口服;伯氨喹总剂量180mg,分8日口服。

(3)青蒿素类复方加伯氨喹八日方案:双氢青蒿素哌喹片总剂量8片,分2日口服;青蒿琥酯阿莫地喹片总剂量6片,分3日口服;青蒿素哌喹片总剂量 4 片,分 2 日口服;咯萘啶总剂量 1200mg,分 3 日口服;伯氨喹总剂量 180mg,分 8 日口服。

2. 三日疟

(1)氯喹三日方案:氯喹总剂量 1200mg,分 3 日口服。

(2)哌喹三日方案:哌喹总剂量 1200mg,分 3 日口服。

(3)咯萘啶三日方案:咯萘啶总剂量 1200mg,分 3 日口服。

(4)青蒿素类复方方案:双氢青蒿素哌喹片总剂量 8 片,分 2 日口服;青蒿琥酯阿莫地喹片总剂量 6 片,分 3 日口服;青蒿素哌喹片总剂量 4 片,分 2 日口服。

3. 非重症恶性疟

治疗方法同三日疟的咯萘啶三日方案和青蒿素类复方方案。

4. 重症疟疾

(1)首选青蒿琥酯注射剂。静脉推注,疗程不少于 7 日;或患者临床症状和体征缓解并能进食后,改口服青蒿素类复方一个疗程继续治疗。

(2)蒿甲醚注射剂。肌肉注射,疗程不少于 7 日;或患者临床症状和体征缓解并能进食后,改口服青蒿素类复方一个疗程继续治疗。

(3)咯萘啶注射剂。静脉滴注或肌肉注射治疗,总剂量 9.6mg/kg 体重,分 3 日滴注或注射。

5. 孕妇疟疾

(1)孕妇患间日疟、卵形疟或三日疟。① 氯喹三日方案:氯喹总剂量 1200mg,分 3 日口服;② 哌喹三日方案:哌喹总剂量 1200mg,分 3 日口服。

(2)孕妇患恶性疟。① 妊娠 3 个月内的孕妇患恶性疟:哌喹总剂量 1500mg,分 3 日口服。第 1 日 600mg 顿服,或分 2 次口服,每次 300mg;第 2、3 日各口服 1 次,每次 450mg。② 妊娠 3 个月以上的孕妇患恶性疟:选用青蒿素类复方方案。

(3)孕妇患重症疟疾。治疗方法同重症疟疾。

6. 休止期根治

伯氨喹总剂量 180mg,分 8 日口服。

7. 预防服药

(1)恶性疟和间日疟混合流行地区。流行季节口服哌喹 600mg,临睡前服,每月 1 次。连续服药不超过 4 个月,再次进行预防服药应间隔 2 ~ 3 个月。

(2)单一间日疟流行地区。流行季节口服氯喹 300mg,每 7 ~ 10 日 1 次。

四、预防与控制

按照因地制宜、分类指导的原则,根据不同的疫区分类,采取不同的防控措施。一类县应加强传染源控制和媒介预防控制措施,降低疟疾发病率;二类县应清除疟疾传染源,阻断疟疾在当地的传播;三类县应加强监测和输入性病例的处置,防止继发传播;四类县应做好输入性病例的管理。

（一）加强传染源控制和管理

1. 及时发现并规范治疗疟疾患者

各级各类医疗机构按照规定及时上报疟疾病例;各级疾病预防控制机构及时做好疟疾病例的核实;在具备传播条件的疫点进行主动病例侦查、媒介预防控制和居民健康教育和培训;另外,还需要对输入性疟疾病例的同行人员进行筛查。

2. 休止期根治

在疟疾传播季节前,对上一年度的间日疟患者进行休止期根治治疗,以防止复发。

（二）切断传播途径

1. 成蚊控制

在疟疾流行季节,若当地有可能出现疟疾病例的继发传播的媒介,采取室内滞留喷洒(IRS)对病例家庭所在地及周围进行灭蚊;在云南等部分地区用杀虫剂浸泡蚊帐等方法来减小人蚊接触机会。

2. 幼虫控制

在一些地区,可以利用生物或生物制剂灭蚊,如柳条鱼、草鱼、鲢鱼,以及利用一些细菌制剂杀灭按蚊幼虫。

（三）保护易感人群

加强对易感人群的疟防知识宣传。主要是劳务输出到非洲、东南亚及国内的云南等疟疾流行区的人群。提高其防蚊意识,改变户外露宿习惯,合理使用蚊帐、蚊香等防蚊、驱蚊措施,出现疟疾症状时应及时就医。

第二节　淋巴丝虫病

淋巴丝虫病是由班氏、马来和帝汶丝虫引起的一种寄生虫病。其临床特征主要是急性期的淋巴管炎与淋巴结炎,以及慢性期的淋巴管阻塞及其产生的一系列症状。在我国仅有班氏和马来两种丝虫病流行。

一、病原学

（一）形态

1. 成虫

成虫呈乳白色,细长如线,两端稍尖,表面光滑,雌雄异体,但常缠结在一起。班氏丝虫雄虫的体长为 28～42 mm,宽约 0.1 mm;雌虫的长度和宽度约为雄虫的 1 倍。马来丝虫较短小。班氏丝虫与马来丝虫雌虫的形态与内部结构几乎完全相同,雄虫差别也甚微小。成虫寿命为 10～15 年。

2. 微丝蚴

微丝蚴为丝虫雌虫产出的幼虫,主要出现于外周血液。班氏微丝蚴长 244～296μm,宽 5.3～7.0μm;马来微丝蚴较班氏微丝蚴短细,长 177～230μm,宽 5～6μm。在光学显微镜下可见微丝蚴细长,头端钝圆,尾端尖细,外被鞘膜。体内有体核、头间隙、尾核等。班氏和马来微丝蚴的形态显著不同(图 4-2)。微丝蚴在人体内可活 2～3 个月,甚至达 3 年。班氏丝虫微丝蚴在实验动物体内可存活 9 个月以上。

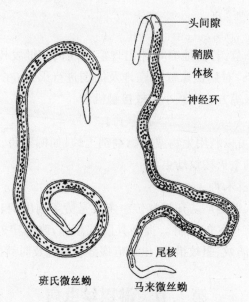

头间隙
鞘膜
体核
神经环
尾核

班氏微丝蚴　　马来微丝蚴

图 4-2　微丝蚴

（二）生活史

班氏和马来丝虫的生活史包括两个不同阶段:一个阶段在蚊虫(中间宿主)体内,另一个阶段在人(终宿主)体内(图 4-3)。

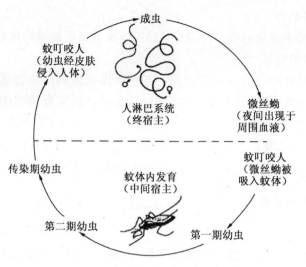

图 4-3　班氏丝虫和马来丝虫的生活史

1. 在蚊体内

当蚊叮咬微丝蚴阳性患者时,血中微丝蚴被吸入蚊胃中,1~7h 内蜕鞘,穿过胃壁,经腹腔侵入胸肌。到达胸肌后即可开始发育,在 6~14d 内经过两次脱皮成为第三期或传染期幼虫。发育成熟后,即离开胸肌,移行至蚊吻的下唇,在蚊吸血时进入人体。

2. 在人体内

传染期幼虫侵入人体后,有些幼虫在组织内移行和发育过程中死亡或被消灭,有些幼虫到达淋巴管或淋巴结,发育成为成虫。班氏成虫常寄居于腹腔、精索及下肢的淋巴系统内;马来成虫常寄居于下肢的浅部淋巴系统内。自传染期幼虫侵入人体至微丝蚴出现于外周血液内,班氏丝虫需 8~12 个月,马来丝虫需 3~4 个月。微丝蚴在外周血中一般在夜间出现,又称为夜现周期性。其中班氏微丝蚴为晚上 10:00 到次晨 2:00;马来微丝蚴为晚上 8:00 到次晨 4:00。

二、流行病学

淋巴丝虫病是呈世界流行的重要寄生虫病之一。全球有 80 多个国家和地区流行淋巴丝虫病,其中班氏丝虫病呈世界性分布,马来丝虫仅分布于亚洲地区。我国曾是全球淋巴丝虫病流行最严重的国家之一,流行遍及我国中部和南部地区的山东、河南、湖北等 16 个省(自治区、直辖市)的 864 个县(市)。经过多年的丝虫病防治,我国已于 2006 年在全国范围内消除丝虫病,中国也因此成为全球第一个宣布消除丝虫病的国家。

（一）传染源

班氏和马来丝虫的唯一传染源是感染丝虫后出现微丝蚴血症者。

（二）传播途径

通过感染性蚊叮咬人进行传播。其中班氏丝虫的主要传播媒介为淡色库蚊和致倦库蚊,次要媒介为中华按蚊;马来丝虫的主要传播媒介为嗜人按蚊和中华按蚊。

（三）易感人群

不同年龄、性别、种族、职业的人群对丝虫都普遍易感。

三、诊断与治疗

（一）临床表现

班氏丝虫和马来丝虫寄生部位不同,造成的损伤也不同,因而出现不同的临床表现。淋巴丝虫病的主要临床表现可分为无症状的微丝蚴血症、急性淋巴丝虫病、慢性淋巴丝虫病和过敏性淋巴丝虫病 4 种。

1. 无症状微丝蚴血症

一般从丝虫感染期幼虫侵入人体至血中出现微丝蚴的时间,班氏丝虫感染者为 7~8 个月,而马来丝虫感染者约为 2 个月。在外周血中出现一定数量微丝蚴的时期,感染者一般症状不明显,少数患者会出现淋巴系统炎症和偶尔发热,2~3d 后可自行消退,此现象可持续数年或终生。

2. 急性淋巴丝虫病

多数急性淋巴丝虫病患者可间歇性出现淋巴管炎或腺淋巴管炎;班氏丝虫病患者可出现精索炎、附睾炎和睾丸炎。

3. 慢性淋巴丝虫病

急性淋巴丝虫病反复发作后,部分患者会发展成为慢性淋巴丝虫病。其主要表现为淋巴水肿和象皮肿。班氏丝虫病患者可出现鞘膜积液、乳糜尿或淋巴尿。

4. 过敏性淋巴丝虫病

过敏性淋巴丝虫病可能为微丝蚴寄居肺部毛细血管产生的过敏性反应,表现为长期阵发性咳嗽、哮喘,或呼吸困难,夜间症状明显加重,患者只能以半卧位入睡。

（二）诊断

主要诊断依据是临床症状和体征、病原学检查及免疫学检查结果,查到微丝蚴或丝虫成虫为确诊依据。

1. 病原学诊断

（1）血检微丝蚴。这是确诊丝虫病的最可靠方法。在晚9:00到次晨2:00,从耳垂或手指取血6大滴(约120μL),涂2张厚血膜,经吉姆萨染色,在低倍镜下检查微丝蚴并计数;在高倍镜下观察微丝蚴的体核及头间隙、神经环、排泄细胞、排泄孔、肝孔、尾核等结构,进行班氏和马来微丝蚴的鉴别。

（2）淋巴液、鞘膜积液、乳糜尿内微丝蚴检查。取淋巴液、鞘膜积液、乳糜尿直接涂片,查找微丝蚴。

（3）活体组织检查。检查淋巴管、淋巴结内丝虫成虫。

（4）病例组织学检查。切下可疑的淋巴结、淋巴管结节或其他组织,检查丝虫成虫。

2. 免疫学检查

（1）抗原检测。采用快速免疫色谱实验(ICT)法。

（2）抗体检测。采用酶联免疫吸附试验(ELISA)检测丝虫特异性IgG抗体。

3. 鉴别诊断

（1）丝虫病急性淋巴结炎、淋巴管炎与细菌性淋巴结炎、淋巴管炎的鉴别。

（2）丝虫病淋巴水肿、象皮肿与细菌性感染及先天性、家族性、淋巴结摘取术等引起的相似症状鉴别。

（3）丝虫病乳糜尿与妊娠、肿瘤、结核、胸导管受压、手术和创伤等引起的相似症状鉴别。

（4）鞘膜积液与阴囊象皮肿的鉴别。

（三）治疗

1. 病原治疗

乙胺嗪为治疗丝虫病的首选药物。

（1）班氏微丝蚴血症。4.2g疗法:用于治疗班氏丝虫病,成人0.6g/d,分3次服,连服7d。复治2~3个疗程,间隔半个月以上。

（2）马来微丝蚴血症。2.0g疗法:4d或2d疗法,0.5g顿服,连续4d,或每天2次,连续2d,每次0.5g。复治2~3个疗程,间隔半个月以上。

2. 对症治疗

（1）急性丝虫病的治疗。给予解热、镇痛药对症治疗;对合并细菌感染者,给予抗菌治疗。

（2）慢性丝虫病的治疗。对于淋巴水肿、象皮肿目前尚无好的治疗方法,可采用WHO推荐的一些简单易行的基本措施,包括卫生清洗、防治和消除侵入性伤口、抬高患肢、坚持锻炼、穿合适的鞋子等；对于乳糜尿患者，主要采取对症治疗，限制日常活动和饮食，以缓解症状；对于鞘膜积液患者，可采用鞘膜外翻切除术。

四、预防与控制

目前我国已成功消除丝虫病，已进入消除后监测阶段。因此，现阶段丝虫病防治的工作重点为加强输入性丝虫病传染源的监测，防止传染源的输入。

第三节　利什曼病

利什曼病是由利什曼原虫寄生于人体或野生动物的巨噬细胞所引起的一种寄生虫病。按照其临床表象分为内脏利什曼病（又称黑热病）、皮肤利什曼病和黏膜利什曼病三种类型。我国多见内脏利什曼病。

一、病原学

（一）形态

利什曼原虫有前鞭毛体和无鞭毛体两个时期（图4-4）。

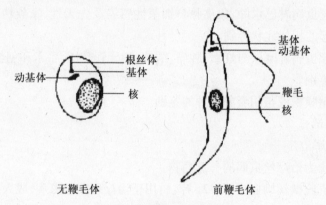

图4-4　利什曼原虫的形态

1. 前鞭毛体

前鞭毛体又称鞭毛体，寄生于白蛉消化道内。成熟的前鞭毛体为细而长的纺锤形，长 $11.3 \sim 15.9 \mu m$，前部较宽，后部较窄，前端有 1 根长度与体长相当的游离鞭毛。吉姆萨染色后可见红色的细胞核位于虫体中部，紫红色的动基体位于虫体前部，离细胞核较远，动基体的稍前方为基体，鞭毛由基体生出，向前延伸，游离于虫体之外。

2. 无鞭毛体

无鞭毛体又称利杜体,寄生于人或犬等宿主的单核巨噬细胞内。无鞭毛体的虫体呈卵圆形或鱼雷状,大小为$(2.9 \sim 5.7)\mu m \times (1.8 \sim 4.0)\mu m$;吉姆萨染色后,原虫胞质呈浅蓝色,胞核呈红色、圆形、团状,常位于虫体的一端;动基体呈紫红色细小杆形,位于虫体的中央或稍偏于一端;基体呈点状,位于动基体附近,鞭毛很短,在鞭毛袋内,不伸出体外。

（二）生活史

杜氏利什曼原虫寄生于人或犬的巨噬细胞内,当传播媒介白蛉叮咬患者或患畜时,无鞭毛体随同巨噬细胞被摄入胃中,巨噬细胞被消化后,无鞭毛体溢出;第4天在白蛉消化道内以二分裂方式繁殖并发育,虫体密集于前胃的折皱处,甚至将胃腔堵塞;第5天继续向前到达食管和喉部;第7天抵达口腔及喙部,此时虫体已全部发育成为成熟的前鞭毛体(图4-5)。

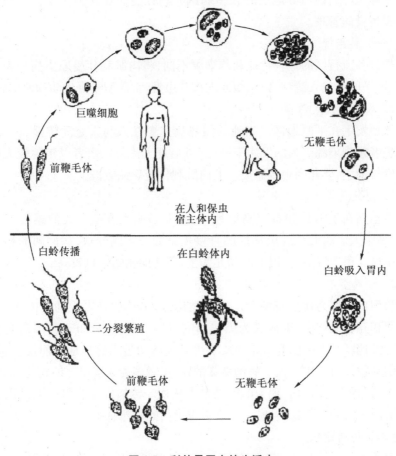

图4-5　利什曼原虫的生活史

当带有前鞭毛体的白蛉再次叮咬哺乳动物时,成熟的前鞭毛体即随白蛉的唾液进入宿主体内,在皮下组织被巨噬细胞吞噬后,即在其中发育繁殖,先脱去鞭毛,虫体变圆,成为无鞭毛体。无鞭毛体能抵抗巨噬细胞溶酶体的消化作用而存活并繁殖。无鞭毛体的不断繁殖,致使巨噬细胞破裂,散出的无鞭毛体又可进入邻近的巨噬细胞,并随血液循环至机体各部。在内脏中,特别是在脾、肝、骨髓、淋巴结等处,无鞭毛体大量繁殖。患者如被白蛉叮咬,无鞭毛体又可随巨噬细胞进入白蛉的胃内,重复它们在白蛉体内的生活史过程(图4-5)。

二、流行病学

在我国,黑热病的流行非常广,波及17个省市。根据1951年的调查,全国估计有53万黑热病患者。1958年,黑热病在我国大部分流行区已被消除,仅在新疆、甘肃、四川等地尚有较多病例。利什曼病在我国法定传染病中按照丙类传染病管理。

（一）传染源

根据各流行区的地理特征和传染源不同,将内脏利什曼原虫病分为3种类型,即平原型或人源型、山丘型或人兽共患型、荒漠型或野生动物源型。

1. 平原型或人源型

该型发生在平原地区。当地的黑热病主要在人与人之间传播、传染,黑热病患者是传染源。人的发病率高,且可出现大流行。患者以年龄较大的儿童和青年为主,婴儿则很少感染。犬内脏利什曼病无或极少。

2. 山丘型或人兽共患型

该型存在于山丘和黄土高原地区,主要是家犬发病。犬的感染率比较高,常高于人。病犬是人黑热病的直接传染源。病例分散,病例间的相互联系不明显。患者以10岁以下的幼儿为主,婴儿的发病率也较高。

3. 荒漠型或野生动物源型

该型也被称为自然疫源型。在这类地区,黑热病是野生动物的疾病,在动物间相互自然传播,因而成为黑热病的自然疫源地,分布于我国西北荒漠和半荒漠地区。人类因开垦荒地或从事其他活动进入这类地区而发生感染,由野生动物经白蛉传给人。病例极其散在,患者多为3岁以下的幼儿,成年病例极少,其感染有时可表现为淋巴结型黑热病。传播媒介为野生的吴氏白蛉和亚历山大白蛉。在这类地区,极容易查见白蛉自然感染。

（二）传播途径

主要通过白蛉叮咬吸血而传播,也可以通过输血或共用注射器而感染,

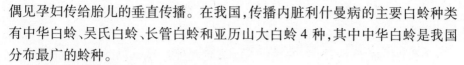

偶见孕妇传给胎儿的垂直传播。在我国,传播内脏利什曼病的主要白蛉种类有中华白蛉、吴氏白蛉、长管白蛉和亚历山大白蛉 4 种,其中中华白蛉是我国分布最广的蛉种。

（三）易感人群

婴幼儿及从其他地区进入疫区的成年人或流动人口都是易感染人群。其中,人源型内脏利什曼病的易感人群为成人、年龄较大的儿童和青少年;而犬源型和自然疫源型的易感人群分别为 10 岁以下的儿童和 2 岁以下的婴幼儿。

三、诊断与治疗

（一）临床表现

1. 内脏利什曼病

杜氏利什曼原虫在巨噬细胞内大量繁殖,其中破坏最为严重的是脾、肝、骨髓和淋巴结。潜伏期通常为 3 ~ 5 个月或更长。其临床症状为发热、贫血、消瘦、脾肿大、淋巴结肿大、齿龈出血等。血象检查时,可见红细胞、白细胞、血小板减少;血中球蛋白大量增加,白蛋白减少,出现白蛋白与球蛋白的比例倒置现象。

2. 其他黑热病

杜氏利什曼原虫侵入人体后,一般都是引起以内脏为主的全身感染,但由于机体的免疫反应不同,也可只局限于皮肤或淋巴结内。如果局限或偏重于皮肤内,则引起皮肤型黑热病。其主要症状为皮肤上出现红色斑疹和结节,有时可见褪色斑,主要分布于颜面和颈部,其次是胸背部和四肢。如果原虫感染局限于淋巴结内,则引起淋巴结型黑热病。其主要症状为淋巴结肿大,多见于腹股沟和股部,大小如花生米或蚕豆。如果数个淋巴结融合,可形成大如胡桃或鸡蛋般的肿块。有时也伴有内脏感染,此时,除淋巴结肿大外,其他症状和血象与一般的黑热病相似。皮肤利什曼病常发生皮肤溃疡,溃疡中有脓液流出。当发生在肘、腕及手腕关节部位时,可丧失劳动力;若发生继发感染,则可并发淋巴管炎。面部的皮肤溃疡愈合后可残留瘢痕。

3. 并发症

黑热病易发生并发症,并发症是引起死亡的主要原因。常见并发症包括肺炎、坏疽性口炎、急性粒细胞缺乏症、并发多种感染等。

4. 利什曼原虫和 HIV 合并感染

合并感染者血液中 CD4$^+$ T 细胞计数由正常的 800 ~ 1050/mL 减少到 200/mL 以下的占 80%;合并感染者机体免疫系统的全面崩溃和利什曼原虫

在体内广泛寄生,常因并发其他疾病(特别是艾滋病易并发的疾病)或发生败血症而死亡。

(二)诊断

应根据流行病史、临床表现和病原学检查、免疫学或分子生物学检测结果综合分析后进行诊断。

(1)为利什曼病流行区的居民,或在白蛉成虫活动季节内(5—9月份)曾进入流行区内居住过的人员。

(2)长期不规则发热,脾脏呈进行性肿大,肝脏轻度或中度肿大,白细胞计数降低,贫血,血小板减少或有鼻衄及齿龈出血等症状,病程一般在2年以内者。

(3)用间接荧光抗体试验、酶联免疫吸附试验或ICT(dipstick)试条等方法检测抗体呈阳性,或用单克隆抗体斑点-ELISA(McAbdot-ELISA)或单克隆抗体-抗原斑点试验(McAb-AST法)等检测循环抗原呈阳性。

(4)在骨髓、脾或淋巴结等穿刺物涂片上查见利什曼原虫无鞭毛体或将穿刺物注入NNN培养基内培养出前鞭毛体。

以上四个诊断条件中,符合条件(1)与(2)者可判定为疑似病例;符合条件(3)的疑似病例,可做出临床诊断;符合条件(4)的疑似病例为确诊病例。

(三)治疗

五价葡萄糖酸锑钠注射剂(商品名:斯锑黑克)为治疗利什曼病的首选药物,其含锑量为100mg/mL。

1. 初治病例

(1)斯锑黑克六日疗法。锑总量:成人120～150mg/kg体重,儿童200～240mg/kg体重,每日肌注或静脉注射一次,6d为一个疗程。治疗过程中,如患者出现高热、鼻出血、呼吸加速或剧烈咳嗽和脾区疼痛等不良反应,可停止注射,待症状缓解后再注射,药物总量可与先前注射的合并计算。如果白细胞计数突然减少,粒细胞降至0.2以下,可考虑为白细胞缺乏症,应立即停药,进行对症治疗,待恢复后再使用锑剂治疗。

(2)斯锑黑克三周疗法。锑总量:成人120～150mg/kg体重,儿童200～240mg/kg体重,每周肌注或静脉注射2次,3周为一个疗程。此法适用于体质差或病情较重的患者。

2. 未治愈病例

患者经过一个疗程的斯锑黑克治疗后半个月复查时,如果体温仍高于正常,白细胞计数未见增加,脾肿大依旧,原虫并不消失,应认为治疗无效。可加大斯锑黑克的剂量,比原剂量增加1/3,采取8天8针疗法进行第2个疗程的治疗。

3. 复发病例

利什曼病经治疗后基本恢复正常,但隔数月后(一般在半年内)体温上升,脾肿大,骨髓或脾穿刺涂片上又查见原虫,即诊断为复发。仍可选用斯锑黑克进行治疗,但应在原剂量的基础上增加1/3。

4. 抗锑病例

经锑剂治疗三个疗程以上仍未痊愈的患者,临床上称为抗锑性利什曼病病例。可采用两性霉素 B、喷他脒、灭特福星等药物进行治疗。

四、预防与控制

对利什曼病的预防应坚持从消除传染源、切断传播途径和保护易感人群三方面综合考虑。

(一)消除传染源

积极发现并治疗患者、捕杀病犬是消除传染源的关键措施。

(二)切断传播途径

对有不同栖息习性的白蛉,采取不同的杀灭措施。对吸血后在室内栖息(家栖)的白蛉,采取杀虫剂室内滞留喷洒;对野栖白蛉,采取药物浸泡蚊帐的方法;在犬源型流行区,可采取家犬佩戴杀虫剂处理项圈的措施。

(三)保护易感人群

采用涂抹驱虫剂、使用药物浸泡蚊帐等多种措施保护可能接触白蛉的易感人群。另外,在疫区通过健康教育提高对利什曼病的认识和自我保护意识也非常重要。

第四节　结膜吸允线虫病

结膜吸允线虫病是由结膜吸允线虫寄生于宿主眼部所致的疾病。本病多发生于亚洲地区,又称为东方眼虫病。结膜吸允线虫主要寄生于犬、猫和兔等动物眼内,也可寄生于人眼内。

一、病原学

(一)形态

成虫细长,在眼结膜囊内寄居时为淡红色,离开人体后,呈乳白色、半透明。头端钝圆,具圆形的角质口囊,无唇。口囊外周具两圈乳突。体表具有微细横纹,横纹边缘锐利,呈锯齿形。雄虫长 4.5 ~ 15.0mm,宽 0.25 ~ 0.75mm,尾端弯曲,交合刺两根,长短不一,形状各异。雌虫长 6.2 ~ 20.0mm,

宽 0.3 ~ 0.85mm,生殖器官双管型,子宫内虫充满虫卵。虫卵呈椭圆形,壳薄,大小为 $(54 ~ 60) \mu m \times (34 ~ 37) \mu m$,内含幼虫。卵在产出之前,卵壳已演变成包被幼虫的鞘膜,雌虫直接产出幼虫,为卵胎生。

（二）生活史

结膜吸允线虫的生活史分为在中间宿主体内发育和终宿主眼内发育两个阶段。冈田绕眼果蝇是我国结膜吸允线虫的中间宿主。

结膜吸允线虫成虫主要寄生于犬、猫等动物的眼结膜囊及泪管内,偶尔寄生于人、兔等动物的眼部。雌虫直接产幼虫于结膜囊内,当中间宿主冈田绕眼果蝇舐吸终宿主眼部分泌物时,将幼虫吸入蝇体内,经 2 次蜕皮发育为感染期幼虫后,进入蝇的头部口器。当蝇再舐吸人或其他动物眼部时,感染期幼虫自蝇口器逸出并侵入宿主眼部,经 15 ~ 20d 发育成为成虫。成虫寿命可达 2 年以上。

二、流行病学

结膜吸允线虫病主要分布在亚洲。我国于 1917 年在全球首次报道该病,现已有 26 个省(市、自治区)有人体感染的病例报道,其中以山东、江苏、安徽、湖北、河南等地的病例较多。感染者以婴幼儿为主。本病农村多于城市。

（一）传染源

犬为本病的主要传染源,其次为猫和兔等家畜动物,野兔和银狐也有自然感染。由于人体感染病例分散,且患者多及时就诊或自行去除虫体,因此患者作为传染源的作用不大。

（二）传播途径

主要通过含有发育成熟眼结膜吸允线虫感染期幼虫的冈田绕眼果蝇舐吸人或其他宿主的眼部分泌物而感染。果蝇一般不进入室内活动。

（三）易感人群

该病各年龄段不同性别和职业的人群均能感染。不过由于幼儿年龄较小,不注意面部清洁,以及对果蝇舐的防御能力较弱等,因此该病多见于农村幼儿。

三、诊断和治疗

（一）临床表现

结膜吸允线虫病的临床表现主要发生在眼部。感染本虫后,成虫在眼结膜囊内自由行动,虫体的分泌物、排泄物可引起局部刺激症状,眼部有异物感、痒感、畏光、流泪、分泌物增多。虫体如果寄生在眼前房,患者有眼前丝状物飘动、眼睑水肿、结膜充血等症状；如果寄生在泪小管，可引起泪点外翻；虫体若到达球结膜或睑结膜下，可引起眼睑乳头状肉芽肿。在取出全部虫体后，症状可立即减轻或消失。

（二）诊断

结合病史并在眼结膜囊内发现虫体就可以确诊。取出虫体后置入盛有生理盐水的平皿中，可见虫体蠕动，用显微镜检查虫体特征即可确诊。

注意与眼蝇蛆症和曼氏裂头蚴病等进行鉴别诊断。

（三）治疗

主要治疗方法是取出虫体。对于成人或老年患者，可直接用消毒眼科镊取出虫体；对于儿童或幼儿，可用 2～3 滴 1% 的丁卡因或 2% 的可卡因药水滴眼，5min 后取出即可。如果虫体钻入眼前房，则需要通过手术取出。

四、预防与控制

（一）消除传染源

控制农村家养犬的数量或拴养犬。

（二）切断传播途径

搞好环境卫生，及时清除烂果类垃圾，消除果蝇滋生地，降低果蝇密度。

（三）保护易感人群

主要措施是加强健康教育，注意个人卫生。尤其应注意婴幼儿的面部清洁，婴幼儿吃奶或水果后，及时清洗面部和眼部，防止果蝇叮咬。

第五节 蝇 蛆 病

蝇蛆病是由蝇类的幼虫（蛆）寄生在人体或动物的组织或腔道内所引起的一种疾病。该病主要在非洲、美洲热带和亚热带地区流行。危害较大的主要是胃蝇蛆病、皮蝇蛆病和鼻蝇蛆病。

一、病原学

（一）形态

1. 成蝇的形态

成蝇体型差别大，体长 4～14mm。成蝇的虫体分为头、胸、腹三部（图4-6）。头部有复眼 1 对，触角 1 对。口器为舐吸式（非吸血蝇类）、刺吸式（吸血蝇类）或退化（不食蝇类）。胸部分为前、中、后三部分，中胸有翅 1 对，足 3 对。腹部末端附肢变为外生殖器。

2. 幼虫的形态

蝇的幼虫俗称"蛆",无头、无翅、无肢。整个虫体有 14 节。第 1 节尖而小,有 1 对口钩;其后 3 节为胸节;最后 10 节为腹节,其中第 10 节变为肛板,中间有肛孔。

3. 蝇的分类

(1) 专性寄生蝇。蝇蛆必须完全依赖于动物或人体的活体组织才能完成发育。在我国主要有蛆症金蝇、黑须污蝇及胃蝇科的黑角胃蝇、肠胃蝇与赤尾胃蝇等。

(2) 兼性寄生蝇。蝇蛆既可以在活体宿主体内,也可以在无宿主时依靠有机物完成发育。自然界中大多数蝇为此类,具舔吸式口器,主要通过污染食物机械性传播疾病。

(3) 偶然寄生蝇。蝇卵污染食物或接触到泌尿生殖道,蝇卵孵化后进入人体内短暂存活,蝇蛆一般不继续发育。

(二) 生活史

蝇类的发育属完全变态发育(图 4-6)。不同蝇类的生活方式稍有差异。

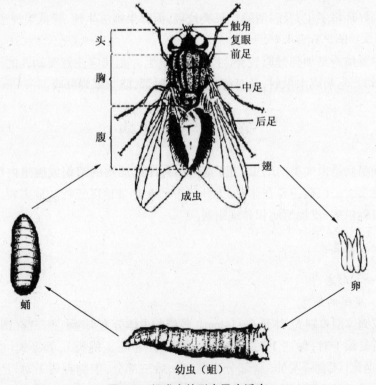

图 4-6　蝇成虫的形态及生活史

1. 非吸血蝇类

成虫羽化2~3d后交配、产卵。虫卵1d后孵化出幼虫。幼虫在各种富含有机物的场所孳生,经过2次蜕皮后发育成为成熟的三龄幼虫,然后虫体缩短、表皮变硬,化蛹。夏秋季节,一般家蝇幼虫期为3~7d。

2. 不食蝇类

以嗜人皮蝇为例。雌蝇产卵于沙质、被动物粪便污染的土壤中,幼虫孵化后在土壤中生活。若不能进入人或动物组织,则仅存活9~15d;与人或动物接触后,可穿过皮肤入侵,经3个幼虫期8~15d的发育,离开宿主落地埋于土中化蛹,进一步羽化为成虫产卵。

二、流行病学

蝇蛆病分布于热带和亚热带地区,尤其是非洲和美洲的湿热环境中。在我国,专性蝇蛆病流行区主要位于北方和西部地区,多见于牧区;兼性蝇蛆病和偶然蝇蛆病分布广泛。

（一）传染源

蝇蛆病的幼虫通常孳生于腐肉、变质食物中。

（二）传播途径

引起蝇蛆病的幼虫通常以以下几种方式进入人体:(1) 蝇幼虫直接在人或动物体表产卵,幼虫孵化后钻入皮下寄生;(2) 人或动物体表相通的腔道有炎性分泌物、出血、渗血等情况,诱使蝇成虫产卵;(3) 蝇卵或幼虫污染食物后被误食入消化道,或蝇蛆从肛门爬进直肠;(4) 蝇在开放性伤口上产卵,在衣物上产卵,或在吸血昆虫体表产卵,幼虫孵化后侵入宿主体内。

（三）易感人群

主要是患病人群、老人和儿童,如卧床患者、行动不便的骨折患者等。

三、诊断与治疗

（一）临床表现

蝇蛆病大多出现局部临床症状,全身症状较少,按照主要病变部位分类如下:

1. 皮肤蝇蛆病

(1) 匍行症。由蝇蛆在皮下移行对皮下组织造成破坏所致。

(2) 疖样肿块。一般幼虫入侵24h内或移行至别处停留时形成疖样肿块,或出现痒性皮疹。由于幼虫在皮下移行对组织的刺激或蝇蛆蚕食局部组织,患者通常描述局部有痛感。

2. 胃肠道蝇蛆病

患者有恶心、呕吐、腹痛、腹泻和食欲缺乏等症状,可呕吐出或从粪便中排出蝇蛆。

3. 耳、鼻、咽和口腔蝇蛆病

慢性鼻窦炎、萎缩性鼻炎、慢性牙龈炎、分泌物和口臭均会招蝇产卵,患者表现为:鼻腔流暗红色血、脓血性鼻涕、自觉鼻内有虫爬动、头痛、头晕、进食困难、牙齿松动等。

4. 泌尿生殖系统蝇蛆病

受累组织触之有硬性包块、肿胀,小便有不适感。尿中有腐烂、血渣样物质及蝇蛆排出。尿液检查有血细胞和炎症细胞。

（二）诊断

应根据病史、临床表现和实验室检查结果进行诊断。检查到蝇幼虫可以确诊蝇蛆病。

1. 病原学检查

皮下、口腔和眼浅表部位、鼻窦、咽等部位蝇蛆可通过外科手术取出检查;而皮下浅表部位的蝇蛆伴有皮肤局部破损时,可采用负压吸引的方式将蝇蛆吸出;胃肠道、泌尿生殖系统、鼻咽部等处的蝇蛆病可由宿主的呕吐物、排泄物排出后检查。

2. 辅助检查

（1）病理学检查。局部组织学检查可发现淋巴细胞、中性粒细胞、嗜酸粒细胞、浆细胞等炎症细胞在蝇蛆周围浸润。

（2）其他检查方法。眼科、五官科、泌尿外科、胃肠道等常用的检查方法。

（三）治疗

1. 病因治疗

将蝇蛆取出后,症状随即逐渐消失。

2. 对症治疗

当出现严重炎症反应时,可以用皮质激素控制炎症反应,用抗生素控制继发感染。

四、预防与控制

由于蝇类孳生地类型复杂,数量众多,须从生态学观点出发,结合蝇的生物学特征、自然环境和社会条件,采取综合防治措施,才能取得较好的防治效果。

（一）控制蝇类孳生地，改善环境卫生

加强人粪处理、禽畜粪便处理、垃圾处理、特殊行业（肉联厂等）蝇类孳生地控制、居住区树木上的蝇防治等工作。

（二）杀灭蝇蛆

杀灭蝇蛆的方法包括物理灭蛆、野生植物灭蛆、化学药物灭蛆、昆虫生长调节剂灭蛆。

（三）成蝇的防治

成蝇的防治措施包括器械灭蝇、植物药灭蝇、化学防治、毒饵防治、生物防治等。

第六节　疥螨病

疥螨病是由寄生于人体和其他哺乳动物皮肤表皮内的螨类通过接触传播所引起的一种皮肤性疾病，又称为疥疮。

一、病原学

（一）形态

疥螨属真螨目、疥螨科，是一种永久性寄生螨类。

疥螨成虫虫体近圆形或椭圆形，背面隆起，乳白色或浅黄色。雌螨大小为（0.3～0.5）mm×（0.25～0.4）mm，雄螨略小。颚体短小，位于前端。螯肢钳状，尖端有小齿，适于啮食宿主皮肤的角质层组织。足4对，短粗，前2对足与后2对足之间的距离较大。雌雄螨前2对足的末端均有具长柄的爪垫，称为吸垫，为感觉灵敏部分；后2对足的末端雌雄不同，雌虫均为长刚毛，而雄虫的第4对足末端具吸垫。

（二）生活史

疥螨的生活史分为卵、幼虫、前若虫、后若虫和成虫五个时期（图4-7）。疥螨寄生于人体皮肤表皮角质层，啮食角质组织，并以其螯肢和足跗节末端的爪在皮下开凿一条与体表平行而迂曲的隧道，雌虫在隧道内产卵。卵呈圆形或椭圆形，淡黄色，壳薄，大小约80μm×180μm，产出后经3～5d孵出幼虫。幼虫生活在原隧道中，经3～4d蜕皮成为前若虫。前若虫约经2d后蜕皮成为后若虫。后若虫再经3～4d蜕皮成为成虫。疥螨交配发生在雄性成虫和雌性后若虫之间，多在人体皮肤表面进行。交配受精后的雌螨最为活跃，每分钟可爬行2.5cm，此时也是最易感染新宿主的时期。雄虫大多在交配后不久即死亡；雌后若虫在交配后20～30min内钻入宿主皮内，蜕皮成为雌虫，2～3d

后即在隧道内产卵。每日可产 2~4 个卵,一生共可产卵 40~50 个,雌螨寿命为 5~6 周。

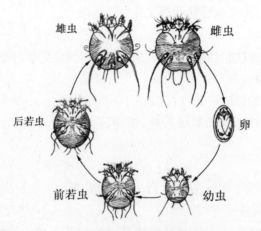

图 4-7　疥螨的生活史

二、流行病学

疥螨病是一种世界范围内广泛流行的人兽共患病,世界上有大约 3 亿人感染;动物感染疥螨病的患病率和病死率很高,我国 70%~90% 的猪患有疥螨病。

（一）传染源

疥螨病患者和带虫者。

（二）传播途径

主要通过人与人的密切接触传播,例如,同患者握手、同床睡眠等,特别是夜间睡眠时。雌螨离开宿主后能存活 2~10d,且可以产卵和孵化。可经患者衣服、被褥、手套、毛巾和鞋袜等间接传播,还可以通过性行为接触传染本病。

（三）易感人群

人群普遍易感,老人、儿童等免疫力低下者更易感染;公共场所从事服务性行业(浴室、旅馆等)的工作人员更容易感染。

三、诊断与治疗

（一）临床表现

疥螨寄生部位的皮损为小丘疹、小疱及隧道,多呈对称分布。丘疹淡红色、针头大小,可稀疏分布,中间皮肤正常;亦可密集成群,但不融合。隧道的盲端常有虫体隐藏,呈针尖大小的灰白小点。剧烈瘙痒是疥疮最突出的症状,引起瘙痒的原因是雌螨挖掘隧道时的机械性刺激及生活中产生的排泄物、分泌物以及死亡虫体的崩解物引起的过敏反应。白天瘙痒较轻，夜晚加剧，睡后更甚，可能是由于疥螨夜间在温暖的被褥内活动增强所致，患者睡眠常受影响。由于剧痒、搔抓，可引起继发性感染，发生脓疱、毛囊炎或疖肿。

（二）诊断

根据接触史及临床症状可做出初步诊断。检出疥螨，则可确诊。

常用的疥螨检查方法：用消毒针尖挑破隧道的末端，取出疥螨后进行镜检；或用消毒的矿物油滴于皮肤患处，再用刀片轻刮局部，将刮取物镜检，是常用的检查疥螨的方法；用解剖镜直接检查皮损部位，发现有隧道和其盲端的疥螨轮廓后，用手术刀尖端挑出疥螨。

（三）治疗

局部治疗，原则上为杀虫、止痒、处理并发症。常用药物为 10% 的硫黄软膏（儿童用 5% 的硫黄软膏）、10% 的苯甲酸苄酯搽剂、复方敌百虫霜剂、10% 的优力肤霜等。每日早晚各 1 次，连用 3 日，第 4 日更换衣服洗澡，治疗后 1 周左右无新的皮肤破损可认为痊愈。另外，患者的衣服可用沸水或蒸汽处理，患者的房间用杀螨剂处理。

四、预防与控制

疥螨病是全民性公共卫生问题，蔓延快，易流行，危害大，必须以预防为主，同时采取杀螨、止痒、处理并发症和防治再感染的措施。要加强卫生宣教，注意个人卫生，勤洗澡换衣，避免与患者直接和间接接触；学校、幼儿园、工矿企业和家庭中发现患者应及时隔离治疗，患者的衣物、床单等用蒸汽消毒或沸水处理；加强对旅馆、浴室等服务业的管理，在该病流行期间，采用杀螨剂进行喷洒处理。

第七节　蠕形螨病

蠕形螨病是由蠕形螨寄生于人的毛囊或皮脂腺内所引起的一种慢性炎症，又称毛囊虫皮炎。蠕形螨是一种永久性寄生节肢动物，寄生于人体的有毛囊蠕形螨和皮脂蠕形螨两种。

一、病原学

（一）形态

蠕形螨在分类上属真螨目蠕形螨科，已知有 140 余种（亚种）。寄生于人体的两种蠕形螨形态基本相似，螨体细长呈蠕虫状，乳白色，半透明。成虫体长 0.15～0.30mm,雌虫略大于雄虫。颚体宽短、呈梯形,螯肢针状,须肢分 3 节。躯体分足体和后体两部分,足体腹面有足 4 对,粗短,呈芽突状。毛囊蠕形螨较细长,后体约占躯体长度的 2/3～3/4,末端较钝圆;皮脂蠕形螨略粗短,后体约占躯体长度的 1/2,末端略尖,呈锥状。

（二）生活史

寄生于人体的两种蠕形螨生活史相似,分卵、幼虫、前若虫、若虫和成虫 5 个时期(图 4-8)。毛囊蠕形螨成虫寄生于毛囊内,亦可进入皮脂腺,雌虫产卵于毛囊内,卵无色,半透明,呈蘑菇状或蝌蚪状。幼虫体细长,以皮脂为食,经蜕皮变为前若虫。前若虫再次蜕皮变为若虫。若虫不食不动,经 2～3d 发育成为成虫。雌雄成虫可间隔取食,5d 左右发育成熟,于毛囊口处交配后,雌螨即进入毛囊或皮脂腺内产卵,雄螨在交配后即死亡。完成一代生活史约需半个月。雌螨的寿命为 4 个月以上。

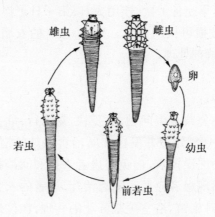

图 4-8　人毛囊蠕形螨的生活史

二、流行病学

人体蠕形螨呈世界性分布,感染普遍,尤其以毛囊蠕形螨为主。

（一）传染源

蠕形螨感染者为主要传染源。

（二）传播途径

人体蠕形螨的感染方式可通过直接或间接传播。婴儿被父母亲吻后也可获得感染。人体蠕形螨呈家族性分布,可能与密切接触、卫生习惯、生活环境有关,另外,被服、毛巾、理发工具都有被蠕形螨污染的报道。

（三）易感人群

人类对蠕形螨感染无先天免疫力,不同年龄、民族、性别的人群均可感染。

三、诊断与治疗

（一）临床表现

人体蠕形螨可吞食毛囊上皮细胞，引起毛囊扩张、上皮变性。虫多时可引起角化过度或角化不全，真皮层毛细血管增生并扩张。寄生在皮脂腺的螨还可引起皮脂腺分泌阻塞。此外，虫体的代谢产物可引起变态反应，虫体的进出活动可携带病原微生物，引起毛囊周围细胞浸润，纤维组织增生，临床上表现为鼻尖、鼻翼两侧、颊、颏眉间等处血管扩张。患处轻度潮红，继而皮肤出现弥漫性潮红、充血，继发红斑湿疹或散在针尖大小至粟粒大小红色痤疮状丘疹、脓疱、结痂及脱屑，皮肤有痒感及烧灼感。另外，酒渣鼻、毛囊炎、痤疮、脂溢性皮炎和睑缘炎等皮肤病患者的蠕形螨感染率及感染度均显著高于健康人及一般皮肤病患者。但在绝大多数情况下，蠕形螨感染者均为无症状的带虫者。

（二）诊断

常用的蠕形螨病原学检查方法有以下 3 种。

1. 透明胶纸粘贴法

于睡前用透明胶纸粘贴于面部的额、鼻、鼻沟、颧及颏部等处，次晨取下后贴于载玻片上镜检。

2. 挤刮涂片法

通常采用痤疮压迫器刮取，或用手挤压，或用弯镊子、曲别针、沾水笔尖后端等器材刮取受检部位皮肤，将刮出物置于载玻片上，加 1 滴甘油，铺开，加盖玻片进行镜检。

3. 挤黏结合法

在检查部位粘贴透明胶纸后，再用拇指挤压粘贴部位，取下胶纸进行镜检。

（三）治疗

（1）外用治疗。用 10% 的硫黄软膏涂抹，连续 2 周；用 75% 的乙醇及 3% 的甲酚皂溶液浸洗 15min 以上；用 3% 的甲硝唑霜涂抹，连续 20d。

（2）内用治疗。甲硝唑口服，每次 200mg，每日 3 次，连续 2 周。伊维菌素 12mg/d，单次口服，连续 2 周。可配合维生素 B_6 及复合维生素 B 进行治疗。

四、预防与控制

加强卫生宣传教育；注意个人卫生，家用毛巾、枕巾、被褥及脸盆等要勤洗勤晒,以减少传播机会;避免与患者直接接触,不用公共盥洗器皿,美容、按摩场所用具须严格进行消毒;注意面部清洁卫生;合理调整饮食结构:多吃蔬菜和水果,少吃高糖、高脂和辛辣食物。

第八节 虱 病

虱病是一种由虱子叮咬、吸血后引起的瘙痒性皮肤病。虱子是一种体外寄生昆虫。一般认为人虱分为两个亚种,即人头虱和人体虱。

一、病原学

(一)形态

1.人虱

灰白色,体狭长,雌虫可达4.4mm,雄虫稍小,头部略呈菱形,触角约与头等长(图4-9A、B)。眼明显,位于触角后方。口器为刺吸式。无翅,足3对,粗壮;各足胫节远端内侧具指状胫突,跗节仅1节,其末端有一弯曲的爪,与胫突配合形成强有力的攫握器,能紧握宿主的毛发或衣物纤维。人头虱和人体虱的形态差别甚微,仅在于人头虱虱体略小、体色稍深、触角较粗短。

2.耻阴虱

耻阴虱呈灰白色,体形宽短似蟹(图4-9C)。雌虱体长为1.5~2.0mm,雄性稍小。胸部甚宽,前足及爪均较细小,中、后足胫节和爪明显粗大。

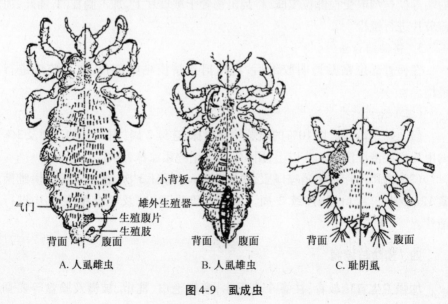

气门　生殖腹片　生殖肢　背面　腹面
小背板　雄外生殖器　背面　腹面
背面　腹面

A.人虱雌虫　　　B.人虱雄虫　　　C.耻阴虱

图4-9 虱成虫

（二）生活史

虱为半变态昆虫,生活史分为卵、若虫和成虫三个时期(图4-10)。

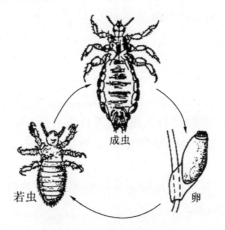

图4-10 人虱的生活史

人虱和耻阴虱都寄生于人体。人头虱寄生在人头上长有毛发的部位,产卵于发根,以耳后为多。人体虱主要生活在贴身衣裤上,以衣缝、皱褶、衣领和裤腰等处较多,产卵于衣物纤维上。耻阴虱寄生于体毛较粗、较稀之处,主要在阴部及肛门周围的毛上,其他部位以睫毛较多见,产卵于毛的基部。卵呈白色,俗称"虮子"。卵黏附在毛发或纤维上,其游离端有盖,上有气孔和小室。若虫从卵盖处孵出,外形与成虫相似,体较小,生殖器官未发育成熟。若虫经3次蜕皮后发育成为成虫。

虱若虫和雌雄成虫都嗜吸人血。虱不耐饥饿,若虫每日至少需吸血1次,成虫则需吸血数次,常边吸血边排粪。虱对温度和湿度都极其敏感,既怕热怕湿,又怕冷。由于正常人体表的温、湿度正是虱的最适温湿度,虱一般情况下不会离开人体。当宿主患病或剧烈运动后体温升高、汗湿衣着,或病死后尸体变冷,虱即爬离原来的宿主。

二、流行病学

随着卫生条件的改善,头虱和体虱在城市中已罕见,而阴虱则有增多的趋势。

（一）传染源

虱病患者为传染源。

（二）传播途径

人虱主要通过人与人之间的直接或间接接触播散,耻阴虱主要通过性接触传播。

（三）易感人群

人群普遍易感。

三、诊断与治疗

（一）临床表现

1. 头虱

多见于卫生不良的妇女与儿童，尤其是头后部，头上可见虱卵呈椭圆形白点，虱咬伤处有红斑、丘疹，剧烈瘙痒，常被抓破而有血痂、湿疹样变。

2. 体虱

体虱见于贴身衣服衣领、裤腰带等褶皱部位，患者肩胛部、背部及腰部产生出血红点、丘疹或风团。

3. 阴虱

阴虱主要寄生于会阴部阴毛处，常由性生活传染，叮咬处发生丘疹、血痂，伴强烈刺痒感，主要表现为阵发性瘙痒、皮疹和青灰色斑。

（二）诊断

根据局限性瘙痒，皮肤上有丘疹、血痂、抓痕，同时在内衣和毛发上发现虱和虱卵，可以确诊。通常肉眼或借助放大镜即可发现虱及虱卵，必要时可用低倍镜观察其形态。

（三）治疗

1. 头虱的治疗

最好的办法是剃头。若不愿意，则可以用50%的百部酊、25%的苯甲酸苄酯乳剂搽遍头皮及头发，每天2次，第3天用大量热肥皂水洗头，去尽虱及虱卵。

2. 衣虱的治疗

煮烫消毒衣服，不能煮沸的可采取日晒、清洗等方式。

3. 阴虱的治疗

剃除阴毛，局部外用药物数天，包括1%的林旦、马拉硫磷洗剂、1%的扑灭司林、6%的硫黄软膏等。

四、预防与控制

预防虱病的主要方法是：注意个人卫生，勤更衣、勤洗澡、勤换洗被褥、勤洗发，防止生虱；不与患头虱的人共用衣服、帽子、梳子和床单；避免与他人共用衣服，杜绝不洁性接触。虱病患者治愈后，其接触过的用品，如帽、头巾、枕套、内衣、浴巾、被褥、梳子等均应用热水洗烫。

人兽共患寄生虫病

第一节 日本血吸虫病

日本血吸虫病是指人或牛、羊、猪等哺乳动物因感染血吸虫所引起的一种人兽共患性寄生虫病。其病原体为日本血吸虫。除日本血吸虫外,寄生于人体的血吸虫还有曼氏血吸虫、埃及血吸虫、间插血吸虫和湄公血吸虫等。一般认为,日本血吸虫感染引起的病情最重,防治难度最大。主要是因为日本血吸虫的动物宿主多、成虫寿命长、虫卵产生的危害大、感染后的伴随免疫和治愈后的免疫力差、中间宿主钉螺不易控制等。

一、病原学

（一）形态

1. 成虫

雌雄异体。雄虫呈乳白色,背腹扁平,长 10～18mm,虫体最宽处0.44～0.51mm。体前端有口吸盘及腹吸盘。在腹吸盘后,虫体两侧向腹面卷曲,形成抱雌沟。雌虫体型前细后粗,虫体前半为乳白色,后半由于肠管充满着消化和半消化宿主的血液,呈黑褐色。虫体长 13～20mm,中间最宽处0.24～0.30mm。雄虫的腹吸盘后方背侧有 7 个呈串珠状或成簇排列的睾丸,雌虫虫体中部有一呈长椭圆形的卵巢。

2. 虫卵

随粪便排出的日本血吸虫成熟虫卵呈淡黄色,椭圆形。卵壳厚薄均匀,无卵盖,壳旁有一短小侧棘,但往往被周围污物掩盖而不易查见。大小平均为89μm×67μm。成熟虫卵内含有一毛蚴,毛蚴与卵壳之间常有大小不等的油滴状头腺分泌物。在粪便内,大多数虫卵含有毛蚴即为成熟卵,而未成熟和萎缩性虫卵占少数。

3. 毛蚴

体形为长椭圆形,左右对称,平均大小 $99\mu m \times 35\mu m$。体表被纤毛,体前端有突出的钻器,体前半部中央有 1 个顶腺和 2 个侧腺(或称头腺),其分泌物是虫卵可溶性抗原的主要成分。

4. 尾蚴

血吸虫尾蚴属叉尾型,分体部和尾部。体部大小为 $(100 \sim 150)\mu m \times (40 \sim 66)\mu m$,尾部由尾干和尾叉组成,尾干为 $(140 \sim 160)\mu m \times (20 \sim 30)\mu m$,尾叉伸长时可达 $50 \sim 70\mu m$。体部前端为头器,其中有一头腺,口孔位于虫体前端正腹面,腹吸盘位于体后半部。

日本血吸虫发育各期的形态如图 5-1 所示。

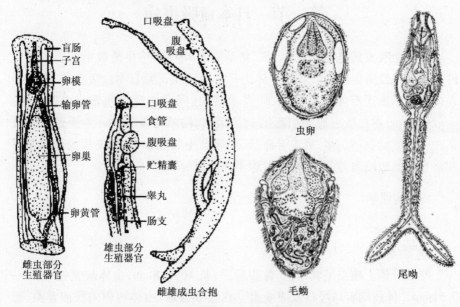

图 5-1 日本血吸虫发育各期形态示意图

(二)生活史

日本血吸虫的生活史包括在终宿主体内的有性世代和在中间宿主钉螺体内的无性世代,分为成虫、虫卵、毛蚴、母胞蚴、子胞蚴、尾蚴、童虫 7 个阶段(图 5-2)。日本血吸虫成虫寄生于人及多种哺乳动物的门脉-肠系膜静脉系统。雌虫产卵于静脉末梢内,每条雌虫每日产卵 1000 ~ 3500 个。虫卵随血液沉积于宿主的肝脏及肠壁组织内,经约 11d 发育成为含毛蚴的成熟卵,虫卵成熟后 10 ~ 11d 死亡。部分沉积于肠壁的成熟虫卵在肠黏膜层形成嗜酸性脓肿并可向肠腔内破溃,虫卵随破溃的肠黏膜进入肠腔后随粪便排出。虫卵遇水后,卵内毛蚴在适宜条件下孵出,毛蚴遇到中间宿主钉螺能主动钻入螺体内生长发育,再经母胞蚴和子胞蚴的无性繁殖发育成大量的尾蚴。尾蚴成熟后离开钉螺,常分布在水体的表层,人或动物接触含有尾蚴的水后,尾蚴很快钻入皮肤,进入皮肤后即转变为童虫,经过移行和发育,雌雄童虫多在第 13—14d 到达门脉-肠系膜静脉。并最早于第 15—18d 合抱,第 22d 生殖系统发育成熟,第 24d 开始排卵。感染后 35d 左右粪便中可发现虫卵。成虫平均寿命约为 4.5 年,最长可活 40 年之久。

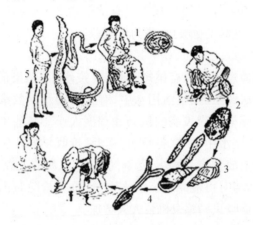

1. 虫卵随着患者粪便排出；2. 虫卵进入水中孵出毛蚴；3. 毛蚴进入钉螺体内发育成母胞蚴和子胞蚴；4. 尾蚴自钉螺逸出, 在水中钻入人的皮肤 5. 患者

图 5-2　日本血吸虫的生活史

（三）中间宿主

钉螺（*Oncomelania hupensis*）是日本血吸虫的唯一中间宿主。钉螺为雌雄异体、水陆两栖的淡水螺类。钉螺呈圆锥形,长度一般不超过 1cm,宽度不超过 4mm。根据钉螺壳表面纵肋明显程度,一般分为水网钉螺、山区钉螺和湖沼型钉螺三种。山区钉螺的纵肋不明显或为光壳,湖沼型钉螺纵肋明显,水网型钉螺纵肋介于前两者之间。

二、流行病学

日本血吸虫病是一种古老的疾病。20 世纪 70 年代,分别在湖南长沙出土的西汉女尸和湖北江陵出土的西汉男尸体内查到了血吸虫虫卵,证明我国早在 2100 年前已有本病存在。日本血吸虫病分布在西太平洋地区的中国、日本、菲律宾与印度尼西亚。在中国,血吸虫病分布于长江中下游及其以南地区 12 个省、市、自治区。截至 2013 年,上海市、浙江省、福建省、广东省、广西壮族自治区已达到传播阻断标准,以山丘型流行区为主的四川和云南两省以及以湖沼型流行区为主的江苏省已达到传播控制标准,其他以湖沼型流行区为主的安徽、江西、湖北、湖南 4 省已达到疫情控制标准。推算全国血吸虫病患者 28.6 万,其中晚期患者 3 万人,钉螺面积 37.2 亿平方米,流行村人口 6800 余万。

（一）传染源

体内有成虫寄生,并能排出成熟血吸虫虫卵的人和哺乳动物是血吸虫病的传染源。患者和病牛在流行病学上有重要意义。羊、马、猪、狗、兔、鼠、猴等 40 多种动物也可感染血吸虫,成为传染源。

（二）传播途径

血吸虫病是通过接触含有尾蚴的水体（疫水）而感染的。人与人之间普通接触不感染。居民生产、生活用水中,有无尾蚴及其数量多少以及接触疫水的频度决定了感染血吸虫病的机会和程度大小。某些生产劳动有较大的感染机会,如浸在疫水中洗衣、打草、打粽叶、抢收早熟作物、捕鱼虾、插秧以及在潮湿的草滩上放牧等。另外,夏季气温高,下水的人数远多于其他季节,在河中洗澡、游泳均有可能感染。洪水季节,抗洪抢险时由于接触疫水面积较大,时间较长,血吸虫病感染机会大大增加。

（三）易感人群

人群对血吸虫病普遍易感。男、女对血吸虫病的易感性没有差别,实际存在的差别是由于两性生产劳动方式和生活习惯的不同造成的。农民、渔民和船民的感染率和感染度通常较高。5 岁以下儿童感染率较低,10 岁以后感染率上升,15~30 岁最高,以后逐渐下降。幼儿的免疫功能较成人的差,一旦接触疫水,较成人易感染。非流行区或轻度流行区人群进入重流行区,因缺乏免疫力,所以较当地居民易感。

三、诊断与治疗

（一）临床表现

根据感染度、病程、临床症状、宿主免疫状态、虫卵沉积部位的不同,日本血吸虫病分为急性血吸虫病、慢性血吸虫病、晚期血吸虫病和异位血吸虫病。

1. 急性血吸虫病

急性血吸虫病通常发生于对血吸虫感染无免疫力的初次感染者,但少数慢性甚至晚期血吸虫病患者在感染大量尾蚴后也可发生。一般有明确的疫水接触史,如游泳嬉水、捕鱼虾、打粽叶或湖草、抢收夏熟作物、防汛等,发病

多在夏秋季,以小儿及青壮年居多。其主要临床表现如下:

（1）尾蚴性皮炎。接触疫水后数小时出现粟粒至黄豆大小的丘疹,瘙痒,无痛感,数小时至二三日内消失。尾蚴性皮炎多发生于已接触过尾蚴的致敏者,首次接触者反应轻或不出现症状。

（2）发热。发热为急性血吸虫病的主要症状,发热的高低、持续时间与感染度和集体免疫状态有关。由血吸虫病引起的发热用抗生素治疗通常无效,而经过抗血吸虫治疗后,发热可迅速消退。热型一般分为以下 3 种:① 低热型,约占 1/4,体温很少超过 38℃,全身症状轻,一般可自行退热。② 弛张型和间歇型,占大多数,尤以间歇型多见。典型者午后体温上升,傍晚高热可达 40℃,午夜后体温降至正常或 38℃ 以内。发热同时伴有畏寒、多汗、头昏、头痛等。③ 稽留热型,约占 5%,体温持续在 40℃ 上下,波动幅度较小,可伴有反应迟钝、昏睡、谵妄、相对缓脉等症状。

（3）消化系统症状。可出现食欲减退、恶心、呕吐、腹泻等,类似于结肠炎,腹泻最为多见。重症或重复感染者常排黏液血便。绝大多数患者肝脏肿大、一般在剑突下 5cm 以内,肝质地较软,表面平滑,有明显压痛。半数患者有脾脏肿大、质软、无压痛。

（4）呼吸系统症状。一半以上病例可出现咳嗽,多为干咳、少痰,可有少许干湿啰音。

（5）其他症状。有面色苍白、消瘦、乏力、头昏、肌肉关节酸痛、荨麻疹等。个别严重者可出现偏瘫、昏迷、癫痫等脑型血吸虫病症状。

2. 慢性血吸虫病

急性血吸虫病未治而自行退热,或治疗未愈,或轻度感染演化为慢性过程均可表现为慢性血吸虫病。一般分为隐匿型(无症状型)及有症状型两种。

隐匿型血吸虫病一般无任何症状或体征,常于粪便普查或因其他疾病就医时被发现,患者的劳动能力不受明显影响。无症状患者可因重复感染、饮酒、营养失调、感染肝炎病毒而出现明显症状和体征。

有症状型主要为慢性血吸虫性肉芽肿和结肠炎。常见症状有慢性腹泻或慢性痢疾,腹痛、腹泻或黏液血便常在劳累或受凉后较为明显,休息时减轻或消失。常有肝脾肿大,早期以肝脏肿大为主,尤以左叶为甚。随着病情的进展,脾脏逐渐增大,一般在肋下 2～3cm,无脾功能亢进和门脉高压征象。患者一般情况尚好,能从事体力劳动,随病程的进展,有乏力、消瘦、劳动能力减退等表现。

3. 晚期血吸虫病

反复或重度感染者未经及时、彻底的治疗,经过较长时间的病理发展,在长期、广泛的肝纤维化病理基础上,可演变为肝硬化并出现相应的临床表现及并发症,即为晚期血吸虫病。患者常有不规则腹痛、腹泻或痢疾、食后上腹饱胀不适、大便不规则、劳动能力减退,并有低热、消瘦、面黄、性功能减退等表现,女性可并发闭经、不育。肝大、质坚、表面不平、无压痛,脾肿大明显,腹壁静脉曲张,有时可闻及静脉杂音。进一步发展可并发上消化道出血、腹水、黄疸,甚至出现肝性脑病。儿童病例可有生长发育障碍。部分晚期血吸虫患者无明显症状,即使有脾脏肿大,仍可坚持参加劳动。

晚期血吸虫病可分为巨脾型、腹水型、结肠增殖型和侏儒型。

（1）巨脾型。脾肿大可超过脐平线,横径超过腹中线。脾脏质地坚硬、表面光滑,内缘常可扪及明显切迹。患者常主诉左上腹有逐渐增大的肿块,伴重坠感,一般情况和食欲尚可,并保存部分劳动能力。

（2）腹水型。表现为门脉高压与肝功能代偿失调,常由于呕血、感染、过度劳累、营养不良、淋巴循环障碍或使用损害肝脏药物而诱发。患者腹部膨隆、腹部静脉曲张,下肢浮肿,食后饱胀,呼吸困难,可出现脐疝、股疝、右侧胸水,并较容易出现黄疸。

（3）结肠增殖型。又称结肠肉芽肿型,以结肠病变为突出表现,如腹痛、腹泻、便秘,或腹泻与便秘交替出现,严重者出现不完全性肠梗阻。左下腹可扪及腊肠状或痉挛性条索状物。结肠镜检见黏膜增厚、粗糙、息肉形成或肠腔狭窄。本型有诱发结肠癌的可能,需定期检查予以排除或确诊。

（4）侏儒型。儿童反复感染血吸虫后,内分泌腺可出现不同程度的萎缩和功能减退,以性腺和垂体功能不全最为明显。性腺功能减退主要继发于腺垂体功能受抑制,而表现出垂体性侏儒。患者身材呈比例性矮小,面容苍老,性器官发育不良,男性睾丸细小,女性无月经,第二性征缺乏,骨骼生长发育受抑制。X线检查显示骨骼生长成熟显著迟缓。女性骨盆呈漏斗状。经有效抗血吸虫治疗后,大部分患者垂体功能可恢复。

上述各型可交互并存。

4. 异位血吸虫病

日本血吸虫成虫通常寄生在门静脉系统。若成虫寄居或虫卵肉芽肿病变发生于门静脉系统之外,称为异位血吸虫病。主要以脑型血吸虫病、肺型血吸虫病、血吸虫性皮肤损害、胃及阑尾血吸虫病为主。脑型血吸虫病急性期表现为脑膜炎症状,慢性期主要症状为癫痫发作,尤以局限性癫痫最为多见。肺部血管内可有成虫寄生并产卵,大量虫卵沉积,患者出现干咳、呼吸困难等症状。

（二）诊断

1. 病原学诊断

（1）尼龙绢袋集卵孵化法。将30g粪便置于40~60目铜丝筛上,筛下接260目尼龙绢袋,淋水调浆1~2min,粪液直接滤入尼龙绢袋中,然后移去铜丝筛,继续淋洗袋中粪渣,直至滤出液变清,将袋内滤渣淋入三角烧瓶,加水至离瓶口1cm处,置于25℃~30℃条件下孵化,每隔4h去除烧瓶,观察有无毛蚴。观察3次均未发现毛蚴者可判为阴性。

（2）改良加藤厚涂片法。将100目尼龙绢片置于受检粪样上,用刮片刮取尼龙绢片微孔中滤出的粪便细渣,置于载玻片上定量板的中央小孔中,填满刮平,小心提取定量板,在粪渣上盖一张浸透透明液(3%孔雀绿1mL,纯甘油100mL,蒸馏水100mL)的亲水玻璃纸,轻压粪便,使其均匀展开至玻璃纸边缘,将此粪样置25℃、75%相对湿度下过夜透明后镜检。计算1g粪便中的虫卵数(EPG)。如果EPG值低于20只,可改用集卵法。

（3）塑料杯顶管孵化法。取粪便30g,加水搅匀,经40~60目铜丝筛滤入容量为1000mL中的塑料杯中,反复换水沉淀。一般换水沉淀2~3次,第一次沉淀30min,第2次沉淀20min,以后每次15min。然后倒去上清液,加清水至杯口,盖上伞状(倾斜30度)塑料盖,再加清水到颈口,最后将盛满清水的玻璃试管迅速倒置插入塑料盖的颈口内,置孵化箱内孵化。在25℃~28℃的条件下孵化时,孵化3h和6h各观察毛蚴1次。

（4）直肠黏膜活组织压片检查。用直肠镜在距肛门10~12cm的病变部位夹取3小块黏膜组织,2块置载玻片之间压薄镜检,可查见活卵、变性卵及死卵。如果只查见死卵,则不能以此作为治疗和疗效考核的依据。此法有一定的危险性,故不宜大规模使用。

2. 免疫学诊断

免疫学诊断包括检测患者血清中的循环抗体、循环抗原和循环免疫复合物。常采用的诊断方法有胶体染料试纸条法(DDIA)、酶联免疫吸附试验(ELISA)、间接红细胞凝集试验(IHA)等。

（三）治疗

吡喹酮是治疗血吸虫病的首选药物。它具有疗效高、口服方便、疗程短、无严重副作用、价格低廉等特点,可用于急、慢性各期及伴有并发症的血吸虫病的治疗。

治疗急性血吸虫病的总剂量为120mg/kg体重,儿童140mg/kg体重,6日疗法,总剂量的一半在第1—2日分次服完,余量在第3—6日分次服完,每日3次。治疗慢性血吸虫病的总剂量为60mg/kg体重,体重不足30kg的儿童为

70mg/kg 体重,2 日疗法,每日 2 ~ 3 次。也可采用 1 次顿服 40mg/kg 体重(儿童酌加 1/6 量),或分 2 次服用的 1 日疗法治疗轻、中度感染者。晚期血吸虫病则用 60mg/kg 体重(儿童 70mg/kg 体重)分 3 日服用。多数患者于治疗半个月后粪便检查转阴。不良反应较轻,且多为一过性。此外,有皮疹、严重心律失常或心力衰竭而未能控制者、肝代偿功能极差或肾功能有严重障碍者不宜用吡喹酮治疗,有精神病者忌用,癫痫患者应在住院观察的条件下谨慎用药。

四、预防与控制

(一)防治策略

目前,我国血吸虫病的防治根据不同防治目标多采用综合治理措施。以灭螺为主(大力开展钉螺调查、环境改造和药物灭螺),结合人畜普查普治,改水改厕、健康教育和防护等综合治理措施一般用于达到血吸虫病传播阻断防治目标地区,但投入巨大。以化疗为主,结合易感地带及其他措施(健康教育、防护等)综合治理适用于要求达到血吸虫病传播控制地区,费用相对较低,效果比较明显。

实际上各地制定防治策略时,应贯彻"积极防治、综合措施、因时因地制宜"的方针,针对当地实际情况和条件,制定切实可行的防治对策。

(二)防治措施

1. 钉螺控制

控制和消灭钉螺是控制血吸虫病流行的重要措施之一。钉螺控制方法主要有化学药物灭螺、环境改造灭螺、植物杀螺剂灭螺、生物灭螺、物理灭螺、防治钉螺扩散等。

(1)药物灭螺。氯硝柳胺是 WHO 唯一推荐使用的杀螺剂,因其难溶于水而影响杀螺效果,后来制成氯硝柳胺乙醇胺盐。国内的产品目前主要有 50% 的可湿性粉剂、4% 的粉剂、25% 的悬浮剂。氯硝柳胺无特殊气味,对人、畜毒性低,不损害农作物,杀螺效果好,持续效果久。使用方法包括用喷洒法、喷粉法、浸杀法、铲草皮沿边药浸、筑圩药浸等。

(2)环境改造灭螺。环境改造灭螺是指针对钉螺的生活习性,改变钉螺孳生条件(适宜的水、土、草、温度、光照、事物等),从而消灭钉螺的方法。此类方法效果明确、持久,但一次投入巨大,应结合农田水利建设和农业产业结构调整,因地制宜地开展综合治理。具体操作时首先做好螺情调查,掌握钉螺分布、孳生特点,做好整体规划和可行性评估,根据当地资源情况,选择适当的方法进行环改灭螺。使用方法常包括垦种灭螺、蓄水养殖灭螺、土埋灭螺、沙埋灭螺、沟渠改造、水田改旱田等。

（3）控制钉螺的扩散。钉螺的迁移和扩散在血吸虫病流行病学上有重要意义。面对钉螺扩散的严重趋势，国内学者探索和尝试了多种控制方法，近年来现场应用的控制钉螺扩散的方法主要有拦网法、平流沉淀（沉螺池）法、中（深）层取水法等。

2. 化疗

对流行区人畜进行化疗旨在杀灭人和家畜体内的血吸虫，降低感染率和感染度，从而控制和消除传染源。目前我国血吸虫病流行区通常根据分类指导的原则，选择化疗策略。

（1）全民化疗。即不经检查，每年对 6～65 岁居民进行 1～2 次吡喹酮化疗。适用于居民感染率超过 15%～20% 的重疫区。近年来已很少采用该法。

（2）选择性化疗。采用询检法或血清学诊断方法对 6～65 岁居民进行筛查，阳性者给予吡喹酮化疗，每 2～3 年查治 1 次。

（3）高危人群化疗。对疫区经常接触疫水，血吸虫感染机会较大的渔民、船民、农民等高危人群，不做检查，每年进行 2 次吡喹酮化疗，以降低感染率和感染度，减少阳性粪便对有螺区的污染。近年来主张对该人群查病后再进行选择性化疗。

（4）家畜化疗。耕牛和家畜通常是重要的传染源，因此家畜化疗应与人群化疗同步进行，可采用普治或选择性群体化疗方法。

3. 粪便管理

血吸虫卵随人畜粪便排出，污染有螺环境而使钉螺感染，是血吸虫病传播的重要环节。粪便管理应结合农村卫生设施建设，加强健康教育，改进生产方式。

（1）卫生设施。修建无害化厕所、沼气池或三池式厕所，改建易于污染水源的粪缸、旱厕。

（2）宣传教育。教育群众不随地大小便，不在河、湖、沟中洗刷马桶和粪具，渔、船民要上岸倒马桶，不用新鲜粪施肥。

（3）杀灭虫卵。用高温堆肥法、粪尿密封储存法杀灭虫卵，或在粪便中加入氨水、石灰氮和生石灰等杀灭虫卵。

（4）畜粪管理。提倡家畜圈养，不要在有螺区放牧耕牛，设立安全牧场等。

4. 健康教育

血吸虫感染在很大程度上是由于人的行为引起的。血吸虫健康教育与健康促进不仅可以改变人的行为，避免或减少接触疫水，降低血吸虫感染，而且还可使已感染血吸虫的居民自愿参与血吸虫病防治。例如，教育儿童不到疫水中游泳、嬉戏,不在疫水中洗衣、洗生产工具和生活用品等。

5. 安全用水

(1) 提供安全水源。例如,兴建自来水厂、挖井取水、建过滤装置、分塘用水、河心深层取水等。

(2) 杀蚴处理。用物理或化学方法处理生产和生活用水,如加热、加氯、加氯硝柳胺、加生石灰等。

6. 防护

做好个人防护是控制血吸虫病的重要措施之一。例如,通过环境改造控制和消灭阳性钉螺,或利用药物灭螺杀蚴,消除或降低水体感染性。因生产、防汛而接触疫水时,要事先涂抹防护剂,凡接触疫水部位均要涂药。常用的涂肤防护剂有邻苯二甲酸二丁酯类霜剂、油膏、乳剂及氯硝柳胺制的防蚴笔,药效可保持 4~8h。穿戴长筒胶靴、手套、尼龙防护裤、药物浸渍衣裤等可有效阻止尾蚴侵肤。

第二节　弓形虫病

弓形虫病是由刚地弓形虫(以下简称弓形虫)寄生于人体脑、眼、肺脏、心脏、淋巴结等组织而引起的一种人畜共患寄生虫病。弓形虫尤其可引起先天性感染,从而严重影响胎儿的生长发育。弓形虫病也是艾滋病的重要并发症之一。

一、病原学

(一) 形态

弓形虫的生长发育过程可分为滋养体(速殖子)、包囊、裂殖体、配子体和卵囊共 5 个阶段(图 5-3)。

1. 滋养体

滋养体是指在中间宿主有核细胞内营分裂繁殖的虫体,又称速殖子。它呈香蕉形或半月形,一端较尖,另一端钝圆;一侧较平,另一侧较弯曲,大小为 $(4~7)\mu m \times (2~4)\mu m$。姬姆萨染色后,胞质呈蓝色,并有少量颗粒;核位于虫体中央,呈红色。虫体表膜有两层,前端有类锥体和棒状体 8~10 条。速殖子数个或更多个集合于 1 个巨噬细胞内,称为假包囊。

2. 包囊

包囊呈圆形或椭圆形,囊内有数个或更多的虫体,称为缓殖子。随着囊内虫体的缓慢增殖,包囊体积逐渐增大,小的直径仅 $5\mu m$,大的直径可达

100μm。一定条件下包囊可破裂,缓殖子重新进入新的细胞,形成新的包囊,可长期在组织内生存。

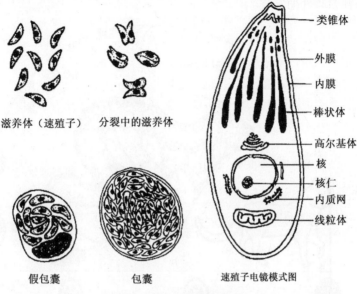

图 5-3 刚地弓形虫的形态

3. 裂殖体

裂殖体在猫科动物小肠绒毛上皮细胞发育增殖。成熟的裂殖体呈长椭圆形,内含 4 ~ 29 个裂殖子,以 10 ~ 15 个者居多,呈扇状排列,裂殖子形如新月,前尖后钝,较滋养体小。

4. 配子体

由游离的裂殖子侵入另一个肠上皮细胞发育形成子母细胞,进而发育成为配子体,有雌、雄之分。雌配子体呈圆形,成熟后发育成为雌配子,其体积可不断增大到 10 ~ 20μm;核被染成深红色,较大,胞质深蓝色。雄配子数量较少,成熟后形成 12 ~ 32 个雄配子,其两端尖细,长约 3μm。雌、雄配子受精结合后发育成为合子,继而发育成卵囊。

5. 卵囊

卵囊呈圆形或椭圆形,长 10 ~ 12μm;具两层光滑、透明的囊壁,内充满均匀的小颗粒。成熟卵囊含 2 个孢子囊,每个分别由 4 个子孢子组成,相互交错在一起,呈新月形。

(二) 生活史

弓形虫的生活史包括有性生殖和无性生殖两个阶段(图 5-4)。弓形虫在猫科动物体内完成有性世代,同时也进行无性增殖,所以猫是弓形虫的终宿主兼中间宿主。其他动物或人为中间宿主。有性生殖只限于在猫科动物小肠上皮细胞内发育,称肠内期发育。无性生殖阶段可在肠外其他组织、细胞内进行,称为肠外期发育。

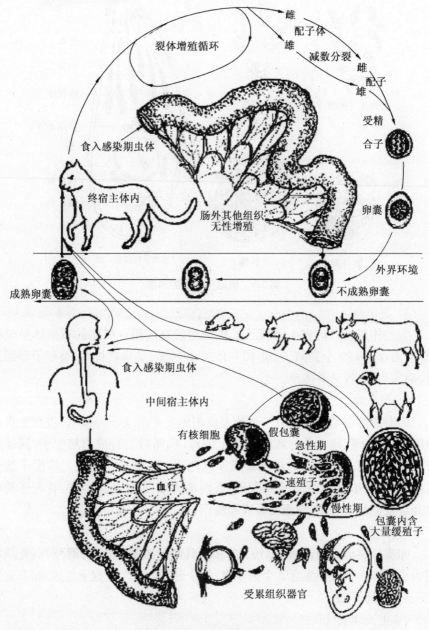

图 5-4 刚地弓形虫的生活史

1. 终宿主体内的发育

猫或猫科动物因食入卵囊或其他动物肌肉等组织中的包囊、假包囊而感染。在小肠，分别逸出子孢子、缓殖子和速殖子，虫体侵入小肠上皮细胞发育增殖，3~7d后形成裂殖体，成熟后释出裂殖子，侵入新的肠上皮细胞，形成第二、三代裂殖体。经数代裂体增殖后，部分裂殖子发育成为雌、雄配子体，雌、雄配子受精后形成合子，最后形成卵囊，破出肠上皮细胞，落入肠腔，随宿主粪便排出，在外界适宜的温度、湿度中继续发育2~4d，最终形成含有2个孢子囊的成熟卵囊。猫通常吞食包囊后3~10d就能排出卵囊，而吞食假包囊或卵囊后至少需18d才能排出卵囊。

2. 中间宿主体内的发育

当猫粪内的卵囊或动物肉类中的包囊或假包囊被中间宿主(如人、羊、猪、牛等)吞食后，在肠内逸出子孢子、缓殖子和速殖子，随即侵入肠壁，经血或淋巴进入单核吞噬细胞系统寄生，并扩散到全身各器官组织，如脑、淋巴结、肝、心、肺、肌肉等，在其细胞内发育，直到细胞破裂，速殖子重新侵入新的组织、细胞，反复繁殖。宿主免疫功能正常时，侵入宿主细胞后，个别在脑、眼、骨骼肌等组织细胞内的速殖子增殖趋缓，转化为缓殖子，并分泌成囊物质包绕虫体，形成包囊。包囊在宿主体内可存活数月、数年，甚至终生。当宿主免疫功低下或虫株毒力较强时，细胞内的缓殖子再侵入其他正常细胞，形成假包囊，迅速造成全身广泛感染。包囊和假包囊是中间宿主之间或中间宿主与终宿主之间相互传播的主要感染阶段。

二、流行病学

弓形虫病呈世界性分布，许多哺乳动物、鸟类及爬行动物都有自然感染，人群感染极为普遍。据血清学调查结果显示，欧美地区人群抗体阳性率为25%~50%，其中少数发达国家高达80%以上;全球有20亿人感染;中国2001—2004年弓形虫血清阳性率高达7.88%。家畜阳性率可达10%~50%，常形成局部暴发流行，严重影响了畜牧业发展，亦威胁着人类的健康。

(一) 传染源

动物是本病的传染源，而猫及猫科动物则为重要传染源。人类只有经胚胎的垂直传播、器官移植或输血才具有传染源意义。

(二) 传播途径

有先天性和获得性两种传播途径。前者是指速殖子经胎盘感染胎儿，也可由羊水经胃肠道造成感染，后者为出生后由外界获得感染，主要经口食入卵囊污染的食物、饮用水或含有速殖子、包囊的动物肉制品而感染。速殖子、包囊也可经过接触皮肤伤口而感染，人体血液中的速殖子可经过输血、骨髓移植或通过接触皮肤伤口而感染。

（三）易感人群

人类对弓形虫普遍易感，尤其是胎儿、婴幼儿、肿瘤和艾滋病患者等免疫功能低下或缺陷者更易感。弓形虫感染有明显的职业差异是因为接触传染源的机会不同所致。

三、诊断与治疗

（一）临床表现

相对于人群血清弓形虫抗体的高阳性率而言，临床上弓形虫病患者很少，因为绝大多数感染为无明显症状和体征的隐性感染。弓形虫病分为先天性和获得性两类。

1. 先天性弓形虫病

先天性弓形虫病经胎盘血流传播。孕妇在妊娠早期前 3 个月内感染，症状较严重，可致流产、早产、死产或脑积水、小脑畸形、小眼畸形等，还会增加妊娠并发症的发生。受染胎儿或婴儿多数表现为隐性感染，有的出生数月或数年甚至成年时才出现症状。受到感染而能存活的儿童常因脑部先天性损害而出现智力发育不全或患有癫痫，有的成年后出现视网膜脉络膜炎。妊娠后期感染胎儿的病损多数较轻。

2. 获得性弓形虫病

出生后由外界获得的感染为获得性弓形虫病，占弓形虫病的大多数。可因虫体侵袭部位和机体反应性不同而呈现不同的临床表现。常无特异性症状和体征，须与有关疾病相鉴别。弓形虫感染可引起多脏器损害，常累及脑和眼部，如脑炎、脑膜炎、癫痫和精神异常。弓形虫眼病以视网膜脉络膜炎为多见，成人表现为视力突然下降，婴幼儿可表现出对外界事物反应迟钝，也有出现斜视、虹膜睫状体炎、葡萄膜炎等。淋巴结肿大也是获得性弓形虫病最常见的临床类型之一，多见于颌下和颈后淋巴结，伴有长时间的低热、疲倦、肌肉不适、肝脾肿大或全身中毒症状。

患有恶性肿瘤、施行器官移植、长期接受放射治疗、应用免疫抑制剂以及细胞毒剂等或先天性、后天性免疫缺陷者，如艾滋病患者，都可使隐性感染状态转变为急性或亚急性，从而出现严重的全身性弓形虫病，其中多并发弓形虫脑炎而致死。

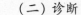

（二）诊断

1. 病原学诊断

（1）涂片染色法查滋养体。急性患者的腹水、胸水、羊水、脑脊液或血液等经离心，取沉淀物做涂片，或采用活组织穿刺物（常用骨髓穿刺）涂片，经姬姆萨染色，镜检弓形虫滋养体。此法简便，但是容易漏检。

（2）动物接种分离法查滋养体。将患者的腹水、胸腔积液、羊水、脑脊液或组织匀浆等样本接种于小鼠（5~6周龄）腹腔内，1周后剖杀，取腹腔液滴片镜检弓形虫滋养体。阴性需盲传，同时以等量正常小鼠做平行饲养对照。经3代小鼠转种后，镜检弓形虫阴性者，应测定小鼠血清特异性抗体。

（3）细胞培养法查滋养体。患者的腹水、胸腔积液、羊水、脑脊液或血液等经离心，取沉淀物，或采用活组织穿刺物，接种于离体培养的单层有核细胞。

2. 血清学诊断

（1）亚甲基蓝染色试验（DT）。这是一种检测弓形虫感染的独特血清学技术，镜检见虫体不被蓝染者为阳性，虫体多数被蓝染者为阴性。但由于试验需要活的虫体，不易操作，国内几乎已不采用。

（2）间接血凝试验（IHA）。此法特异、灵敏、简易，适用于流行病学调查及筛查性抗体检测，应用广泛。

（3）间接荧光抗体试验（IFAT）。以整虫为抗原，采用荧光标记的二抗检测特异性抗体IgM和IgG。IgM出现较早（感染后第7~8天），持续数周到数月，偶有数年者。IgM水平升高提示近期感染。

（4）酶联免疫吸附试验（ELISA）。可检测抗弓形虫IgM、IgA、IgG、IgE及循环抗原（CAg）。本法是检测弓形虫抗体的一种可重复的方法，易自动化和标准化。

3. 分子生物学诊断

近年来，弓形虫分子生物学诊断方法应用越来越广泛。常用的诊断方法有PCR、DNA探针技术等。PCR检测改进了弓形虫病的诊断，其敏感性和特异性都较为理想。

4. 弓形虫病的确诊

（1）病原学检查阳性，可确诊。

（2）血清三种抗体（IgM、IgA、IgG）检查中有两项阳性，可确诊。

（3）血清循环抗原（CAg）和一项抗体阳性，可确诊。

（4）对免疫功能低下者，如艾滋病患者、接受器官移植者、某些恶性肿瘤和血液病患者、长期大量使用肾上腺皮质激素或其他免疫抑制剂的患者等，除检测弓形虫抗体外，建议使用PCR和检测CAg的方法帮助诊断。

（三）治疗

对于感染弓形虫的孕妇,尚无理想的治疗方法。妊娠早期可终止妊娠。妊娠5个月以上者可使用阿奇霉素、乙旋螺旋霉素等进行治疗。免疫功能正常者可使用磺胺嘧啶和螺旋霉素进行治疗。免疫功能低下者的用药方案疗程要延长一倍,不低于2个疗程,同时加用 γ-干扰素。

四、预防与控制

猫是弓形虫病流行环节中重要的传染源,孕妇尤应避免接触猫,勿生食或食用未煮熟的肉类食品。对孕妇实行妊娠早期血清弓形虫特异性抗体检测,可预防宫内感染,减少垂直传播。应加强对家畜、家禽和可疑动物的监测和隔离;对肉类加工厂建立必要的检疫制度。科学养猫,采用烧熟的食物喂猫,并定期清扫猫窝,整理猫科动物经常出没的菜园、果园和绿地时应戴手套。

第三节 结肠小袋纤毛虫病

结肠小袋纤毛虫是人体最大的寄生原虫,主要寄生在人体的结肠,侵犯宿主肠组织,引起痢疾,偶尔造成肠外感染。猪是重要的保虫宿主。它还可寄生在老鼠体内。

一、病原学

（一）形态

结肠小袋纤毛虫的生活史包括滋养体和包囊两个时期。滋养体呈长圆形或椭圆形,无色透明或淡灰略带绿色,长 30 ~ 200 μm,宽 25 ~ 120 μm,腹面略扁平,背面隆起,表面凹凸不平,全身披有斜纵行的纤毛(图 5-5)。

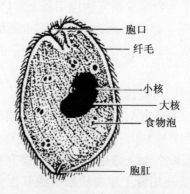

胞口
纤毛
小核
大核
食物泡
胞肛

图 5-5　结肠小袋纤毛虫滋养体的形态结构

包囊呈圆形和卵圆形,直径为 40～60μm,呈黄色或浅绿色,囊壁厚而透明,染色后可见胞核。

(二) 生活史

当宿主食用了被包囊污染的食物或水后,包囊在胃肠道脱囊,逸出滋养体。滋养体在结肠内以淀粉颗粒、细菌和细胞为食,以横二分裂法增殖,并可侵犯肠壁。在繁殖过程中部分滋养体变圆,并分泌囊壁,形成包囊,包囊随粪便排出体外。部分滋养体排出体外后,也可形成包囊。人体内的滋养体很少形成包囊,猪肠道内的滋养体可大量形成包囊。自猪体内排出的滋养体在厌氧和室温条件下可存活 10d。包囊在潮湿的室温环境下能存活 2 个月,在干燥而阴暗的环境能存活 1～2 周,包囊在阳光直射条件下 3h 即死亡。包囊对化学药物的抵抗力较强,在石炭酸中可存活 3h,在 10% 的甲醛溶液中能存活 4h。

二、流行病学

结肠小袋纤毛虫病主要流行于热带和亚热带地区,我国有散发病例出现,22 个省、区都有病例报道。该病是猪体内的常见寄生虫病,猪是本病的重要传染源。一般认为,人体的大肠环境对结肠小袋纤毛虫不适合,因此人体感染比较少见。小肠小袋纤毛虫寄生的宿主比较广泛,已知 30 多种动物能感染此虫,包括多种家畜和野生动物。通常认为,人的感染来源于猪。人体感染主要是通过吞食被包囊污染的食物或水。

三、诊断与治疗

(一) 临床表现

结肠小袋纤毛虫病的临床表现可分为三型,即无症状型、急性型和慢性型。

1. 无症状型

多数感染者为此型,无临床症状,但粪便中可有虫体排出,在流行病学上有重要意义。

2. 急性型

该型也称痢疾型,患者表现为突然发病,可有腹痛、腹泻和黏液血便,并伴有里急后重,有的出现脱水、营养不良及消瘦。滋养体也可直接蔓延或淋巴通道侵袭肠外组织,如肺、肝、盆腔、泌尿生殖器官等,引起肠外纤毛虫病。严重者可并发肠穿孔、腹膜炎等。

3. 慢性型

该型患者主要表现为周期性腹泻,或腹泻与便秘交替,大便呈粥样或水样,常伴有黏液,极少出现脓血;上腹部不适,或有暂时弥漫性腹痛、腹胀,常常伴有失眠、头痛、体重下降等表现。

(二)诊断

1. 直接涂片法

取患者新鲜粪便直接涂片检查虫体。结肠小袋纤毛虫的排除呈间歇性,故需反复检查。由于人体结肠小袋纤毛虫滋养体在肠腔内很少形成包囊,检查时应以查滋养体为主。此外,由于滋养体自粪便排出后 6h 即死亡,所以送检粪便应新鲜。

2. 乙状结肠镜检查

对肠黏膜直接观察或切取活组织做病理检查。

3. 培养法

可用溶组织内阿米巴的培养基(如 Robinson 培养基)培养虫体。临床诊断需与阿米巴性痢疾、细菌性痢疾及肠炎进行鉴别。

(三)治疗

甲硝唑的治疗效果良好,成人用量 200～400mg,每天 3 次,连服 7d,治愈率达 95% 以上。

治疗病猪可试用甲硝唑 120mg/kg 体重,配成溶液拌料或灌服 1 次,重症者重复应用 1 次;也可用 0.02%～0.04% 的呋喃唑酮混入饲料中喂食,效果良好;驱虫净也有一定的疗效。

四、预防与控制

防治本病首先应管好人畜粪便,注意个人卫生与饮食卫生。卫生机构对食品加工者进行宣传和教育,粪便要进行无害化处理,尽量减少与猪粪的接触,保护好公共水源和供水系统,避免被猪粪污染。目前,人们对结肠小袋纤毛虫的控制主要是通过肠道给药,但药物仅能控制临床症状而难以消灭虫体,无法避免病原对其他动物及人的感染。在结肠小袋纤毛虫的滋养体体外转化为抵抗力较强的包囊之前,将其杀死,既可有效避免健康猪群的感染,也可避免对饲养管理人员造成威胁。因此,选择高效、低毒、价廉、简便的消毒药物来截断传播途径,对结肠小袋纤毛虫感染的防治具有重要意义。高锰酸钾是体外杀灭结肠小袋纤毛虫的理想药物,可作为杀灭结肠小袋纤毛虫滋养体的有效消毒剂。任何地区和机构发生聚集性病例时,应开展流行病学调查,尤其是环境卫生的调查。

第四节 片形吸虫病

片形吸虫病是由片形科片形属的肝片形吸虫和巨片形吸虫寄生于牛羊及其他哺乳动物肝脏胆管中所引起的一种人兽共患病。该病对家畜,特别是牛、羊的致病性和对畜牧业生产的影响巨大。我国在1988—1992年的全国寄生虫病普查中,共发现148例感染者,估计我国大陆感染人数有12万人左右。

一、病原学

(一) 形态

1. 成虫

片形吸虫属大型吸虫。肝片形吸虫成虫虫体呈叶片状,背腹扁平,形态与姜片吸虫相似。新鲜虫体呈棕红色,长约3cm,宽约1.3cm,雌雄同体。巨片形吸虫成虫狭长呈叶状,大小为7.5cm×1.2cm,体长与体宽之比为3∶1以上。

2. 虫卵

肝片形吸虫虫卵呈椭圆形,淡黄褐色,平均大小为140μm×75μm;卵壳薄,分两层,卵的一端有小盖,光镜下不明显;卵内充满卵黄细胞和一个卵细胞。巨片形吸虫虫卵的形态与肝片形吸虫虫卵类似,但较大,平均大小为164μm×92μm。

(二) 生活史

肝片形吸虫的生活史要经历虫卵、毛蚴、雷蚴、尾蚴、囊蚴、童虫和成虫等阶段(图5-6)。成虫寄生在牛、羊及其他哺乳动物的肝胆管内,虫卵随着宿主的胆汁进入肠道,随粪便排出体外。在适宜条件下,卵内毛蚴发育成熟并孵出,主动侵入中间宿主椎实螺,在螺体内经历胞蚴、母雷蚴、子雷蚴、尾蚴等发育阶段,形成许多尾蚴从螺体内逸出,附着在水生植物的茎叶上形成囊蚴。囊蚴被终宿主吞食后,进入十二指肠,童虫脱囊而出,穿过肠壁进入腹腔,最后移行到肝脏,并进入胆管内发育成为成虫。成虫每天平均产卵20000个。其寿命一般为4~5年,在绵羊体内寄生最长纪录为11年,在牛体内可存活9~12个月,在人体内有报道长达12年者。

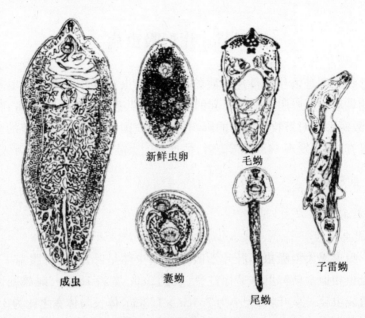

新鲜虫卵

毛蚴

成虫

囊蚴

尾蚴

子雷蚴

图 5-6　肝片吸虫的生活史

二、流行病学

根据粪便化石推测,欧洲人早在5000多年前即有肝片形吸虫感染。肝片形吸虫病流行于全世界,人体感染呈散在发生。我国已报告人体肝片形吸虫病分布在甘肃等19个省区。以甘肃感染率最高,为0.171%;其次是海南,为0.151%,该省还发现10例巨片形吸虫感染者。家畜中以牛和羊感染率最高,一些畜牧地区的牛羊感染率达到20%~60%,分布地区极广,是本虫的保虫宿主。

（一）传染源

主要传染源是食草哺乳动物。肝片形吸虫对终宿主的要求不严格,除牛、羊外,猪、马、犬、猫、驴、兔、猴、骆驼、大象、熊、鹿等均可寄生该虫。肝片形吸虫病患者也作为其传染源。

（二）传播途径

人兽主要通过误食片形吸虫囊蚴而感染。片形吸虫传播中最常见的媒介植物是水生植物。人体主要因生吃囊蚴附着的水生植物(水芹、茭白)等而感染,也可因饮用被囊蚴污染的水体而感染。

（三）易感人群

人群普遍易感。本病的感染可能与相同的饮食方式有关,具有家庭聚集性的特点。

三、诊断与治疗

（一）临床表现

虫体在宿主体内移行和寄生均能引起临床症状。潜伏期为数日到两三个月不等。临床表现分为急性期、慢性期及异位损害。急性期主要是由于童虫在肝组织内移行造成的,慢性期则与成虫在胆道内寄生有关。

1. 急性期

该期也称侵袭期。童虫在宿主肝脏中移行和摄食,破坏肝组织,引起损伤性肝炎。主要表现为发热、肝区疼痛、肝脏肿大等。多数患者有胃肠道症状,如呕吐、胀气、腹泻、便秘等。发热波动在38℃～40℃之间,可持续1～2周,甚至更长。腹痛以右上腹为主,并可因咳嗽或活动而加剧,常可放射到肩部。血中嗜酸粒细胞明显增加。

2. 慢性期

急性期经过数周之后,随着童虫逐渐进入胆管并发育成为成虫,患者的症状逐渐减轻甚至消失。成虫在胆管内长期寄生并摄取营养,引起胆管、胆囊病变,逐渐出现慢性期一系列临床表现,如腹痛、胆绞痛、不规则发热、黄疸、恶心、荨麻疹等。贫血是该期的特征之一,并可能发生阻塞性黄疸、低蛋白血症及高丙球蛋白血症。

3. 异位损害

异位损害又称肝外片形吸虫病。童虫在腹腔中移行时,可直接穿入或被血流带至肝脏以外的其他脏器和组织。人体异位寄生见于皮下、腹壁肌肉、腹膜、脑、肺、眼、膀胱等部位,以皮下组织较为多见。

（二）诊断

1. 临床诊断

根据患者来自流行区,有喝生水或生吃不洁水生植物的流行病学史,长期不规则发热及肝胆系统症状,伴有嗜酸粒细胞增高,抗生素治疗无效,并排除其他肝胆疾病后,应考虑本病的可能,并进一步做病原学检查。

2. 实验室诊断

（1）病原学检查。粪便或十二指肠引流液沉淀检查发现虫卵是确诊的依据。应注意与姜片虫卵、棘口吸虫卵等鉴别。在进行剖腹探查或胆管手术时发现虫体而确诊的病例不在少数。肝脏表面的白色条索状隆起及胆管增粗现象,提示有肝片形吸虫的可能。

（2）免疫学检查。在本病急性期（虫体多在肝组织中移行）以及异位寄生时,不能用检查虫卵的方法来确诊,免疫学方法有助于本病的诊断。常用的免疫学方法有酶联免疫吸附试验（ELISA）、间接红细胞凝集实验（IHA）和免疫荧光检测（IFA）等。

（3）其他检查。胆囊造影时有时会发现肝片形吸虫，B型超声波可显示不同程度肝脏肿大、肝实质不均匀、肝胆管扩张、胆囊壁肥厚等征象。

（三）治疗

人体治疗主要使用三氯苯达唑（肝蛭净），剂量为10mg/kg体重，顿服。也可使用硫酸二氯酚（别丁）进行治疗，30～50mg/kg体重，分3次口服，连服10～15d为1个疗程，或隔日1次，15个治疗日为1个疗程。该药副作用大，有严重肝、肾功能不全者慎用。

治疗病畜时硝氯酚为特效药，牛5～8mg/kg体重，羊4～6mg/kg体重，一次性口服。

四、预防与控制

加强健康教育，提高防病意识，使群众认识到生食水生植物和喝生水的危害，不生食水生植物，不喝生水。积极检查治疗病畜，加强粪便管理，避免使用家畜粪便给水生植物施肥，防止虫卵污染水源。在有条件的地区，排干田地积水，改造椎实螺孳生地的环境，或采用化学杀螺剂灭螺。

第五节　巴贝虫病

巴贝虫病是由于人或牛、羊、马、犬等哺乳动物感染巴贝虫所引起的一种人兽共患寄生虫病。巴贝虫种类繁多，世界上超过100种。它是一种红细胞内寄生的原虫，经蜱传播。现已明确有3种巴贝虫可能感染人体，分别为田鼠巴贝虫、分歧巴贝虫、邓肯巴贝虫。也有人感染牛巴贝虫和犬巴贝虫的报告。

一、病原学

（一）形态

根据虫体大小分为两型。大型虫体长2.5～5.0μm，小型虫体长1.0～2.5μm。虫体的典型形状为梨形，但环形、圆形、卵圆形、杆形、点状、阿米巴形等虫体亦常见。吉姆萨染色后，胞质呈蓝色，边缘着色较深，中央较浅或呈空泡状无色区。

（二）生活史

巴贝虫的生活史包括在哺乳动物红细胞内的裂体生殖阶段及在蜱体内的配子生殖和孢子增殖阶段。

子孢子通过蜱叮咬进入宿主红细胞内,进行出芽生殖或二分裂增殖,产生裂殖子。当红细胞破裂后,虫体逸出,再侵入新的红细胞,重复分裂生殖,形成新的裂殖子。然后,当蜱叮咬感染巴贝虫的动物时,裂殖子随叮咬吸血进入蜱的肠管。此时,大部分虫体死亡,部分虫体发育成为具有一个顶突和几根鞭毛样突起的纺锤形虫体,称为配子。2个配子配对后形成合子。球形的合子转变成为长形能运动的动合子。然后,动合子侵入蜱的各个器官内反复进行孢子生殖,形成更多的动合子。动合子还可通过卵传播,即侵入蜱卵细胞后保持休眠状态,等子蜱发育成熟或采食时,才开始出现与成蜱体内相似的孢子增殖过程。在蜱叮咬吸血后24h内,动合子进入蜱的唾液腺细胞转变为多形态的孢子体,反复进行孢子增殖,形成成千上万个对哺乳动物宿主有感染性、形态不同于动合子的子孢子。

二、流行病学

(一)传染源

巴贝虫的宿主广泛,多种家畜如牛、马、羊、犬、猫等和野生动物均可感染。通常情况下,每一种虫种严格选择宿主,其中某些虫种可感染人。从流行病学分析,带虫牛、马和传播媒介蜱是人类感染的主要来源。另外,隐性带虫者献血时也是巴贝虫病极其危险的传染源。

(二)传播途径

人巴贝虫病的传播途径包括蜱叮咬、输血和经胎盘传播。传播巴贝虫病的主要蜱种有草原革蜱、森林革蜱、银盾革蜱、中华革蜱等。

(三)易感人群

人群普遍易感,各种免疫功能低下的人群更易感。

三、诊断与治疗

(一)临床表现

从蜱叮咬到症状出现需1~6周,症状可延长至3个月。临床表现差别巨大,与感染的虫种和机体状况相关。在人巴贝虫病中,以牛源和马源巴贝虫所引起的临床症状最为明显和严重,主要表现为发热、寒战、溶血性贫血、出汗、肌痛、关节痛、恶心、呕吐以及衰竭等。重症患者突然起病,体温可达40℃,酷似疟疾。

(二)诊断

1. 临床诊断

根据是否去过巴贝病流行区,是否跟患巴贝病的动物接触,有无输血史以及接触传播媒介蜱等流行病学资料并结合临床症状进行判断,同时注意与溶血性贫血及恶性疟进行鉴别诊断。

2. 实验室诊断

(1) 病原学检查。血涂片显微镜镜检为常用的方法。外周血片用吉姆萨染色法,红细胞内的巴贝虫胞质为蓝色,虫体很小,其形态有梨形、圆形、卵圆形、杆状和四联体等。血涂片可查见原虫的持续时间从第 3 周到第 12 周,脾切除患者可长达 7 个月。

(2) 免疫学检查。间接荧光抗体试验(IFA)与酶联免疫吸附试验(ELISA)为常用的检测方法。

(3) 分子生物学技术。以 PCR 为基础的检测试验用于诊断田鼠巴贝虫和分歧巴贝虫感染,显示特异、敏感,可检出大约 3 个裂殖子。

(4) 动物接种。动物接种是诊断巴贝虫病的敏感方法。敏感动物视虫种而定。以新鲜的可疑患者抗凝血接种,如果是感染患者,一般在动物腹腔内接种 2~4 周内,动物血涂片可见阳性。

(三) 治疗

一般严重的感染患者首选克林霉素和奎宁治疗。中度感染患者选择阿托伐醌和阿奇霉素治疗。大多数田鼠巴贝虫感染病例为轻度感染,通常是自限性,不给予治疗可自愈。较严重者可采用输血治疗。分歧巴贝虫感染者病情严重,需要积极治疗,包括输血、换血,迅速清除血中原虫,以缓解症状,并静脉滴注克林霉素和口服奎宁,以防组织溶血和发生肾衰竭。

四、预防与控制

预防巴贝虫感染的主要方法是避免媒介蜱的叮咬。进入有感染危险的地区时,应穿长袖衣物,使用含有二甲基甲苯的驱除剂。在离开时,应仔细检查是否有幼蜱附着。如果发现有蜱叮咬,要尽快用镊子夹去。加强公共卫生设施管理,消灭蜱孳生环境,灭蜱,降低蜱的种群密度。除防止蜱的传播外,人类巴贝虫病可通过输注被感染者的血液制品而传播,因此,还应警惕无症状带虫者作为献血者经输血传播的情况。

第六节 双腔吸虫病

双腔吸虫病是牛、羊等哺乳类动物或人因感染双腔吸虫而引起的一种人兽共患寄生虫病。双腔吸虫主要寄生于牛、羊等家畜的肝胆管内,在国内对畜牧业产生了相当严重的危害。有人体感染病例报道的国家和地区包括德

国、瑞士、捷克、意大利、法国、叙利亚、北非、爪哇、苏联及中国等。目前,国内
从羊体内发现了四种双腔吸虫,除常见的矛形双枪吸虫外,还有中华双腔吸
虫、枝双腔吸虫、客双腔吸虫。这四种中,前三种有各自独立的分布区。

一、病原学

(一) 形态

矛形双腔吸虫虫体窄长,前端较尖锐,体后半部稍宽(图5-7)。虫体大小
为(6.67~8.34)mm×(1.61~2.14)mm,长宽比为3:1~5:1。活虫呈棕紫
色,固定后变为灰白色。虫卵呈暗褐色,壳厚,椭圆形,两侧不对称,大小为
(44~54)μm×(29~33)μm。虫卵一端具有稍倾斜的卵盖,卵壳内有毛蚴。

中华双腔吸虫虫体较宽扁,腹吸盘前方呈头锥状,其后两侧呈肩样突起
(图5-7)。虫体大小为(3.54~8.96)mm×(2.03~3.09)mm,长宽比为
1.5:1~3.1:1。虫卵大小为(45~51)μm×(30~33)μm,排出的虫卵内有
发育完整的毛蚴。

枝双腔吸虫国内标本大小为(3.925~5.821)mm×(1.470~1.881)mm。
虫卵大小为(45~48)μm×(33~35)μm。

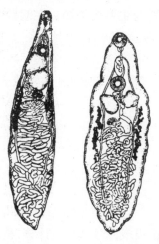

图5-7　矛形双腔吸虫(左)与中华双腔吸虫(右)

客双腔吸虫虫体窄长,大小为(6.5~7.8)mm×(1.0~1.2)mm,呈长柳
叶状,无肩状突起,后端钝圆。

(二) 生活史

双腔吸虫的生活史包括虫卵、毛蚴、两代胞蚴、尾蚴、囊蚴(后尾蚴)和成
虫等阶段,需要两个中间宿主。成虫寄生在终宿主的肝脏胆管内,虫卵随胆
汁进入肠道,同粪便一起排出体外。虫卵被第一中间宿主陆生螺类吞食后,

毛蚴孵出,并穿过肠壁至肝脏发育成母胞蚴。母胞蚴内发育出子胞蚴。子胞蚴体内发育成尾蚴。尾蚴成熟后,从子胞蚴的生产孔钻出,形成有黏液包裹着的黏球。黏球经螺类呼吸孔排出体外,被第二中间宿主蚂蚁吞食后,尾蚴脱去尾部,形成囊蚴。囊蚴被终宿主(人、牛等)吞食后,尾蚴从囊内破囊而出,经十二指肠进入肝胆管,约 3 个月后发育成为成虫。双腔吸虫幼虫在第一中间宿主螺内发育需要 82 ~ 150d。

二、流行病学

双腔吸虫在我国分布很广泛,除少数有混合感染的流行区(如山西、青海、山东等省)外,大都是各自独立的分布区。矛形双腔吸虫在国内新疆、青海、甘肃、陕西、宁夏、吉林、四川、陕西、云南、贵州、山东等省区流行,中华双腔吸虫流行区在青海、内蒙古东部、黑龙江、吉林、辽宁、河北、陕西、四川、西藏及云南等省区,枝双腔吸虫见于青海、宁夏、山东及贵州等省区,客双腔吸虫只在青海省发现。

(一) 传染源

双腔吸虫的终宿主为牛、羊、骆驼、马、驴、鹿、猪、犬、兔等 50 余种动物。其中受感染的牛、羊等家畜为主要传染源。在双腔吸虫流行区,能排出双腔吸虫虫卵的患者也是传染源。

(二) 传播途径

经口感染,由牛、羊等家畜及其他哺乳动物或人吞食含有双腔吸虫成熟囊蚴的蚂蚁所致。

(三) 易感人群

人群普遍易感。

三、诊断与治疗

(一) 临床表现

本类吸虫虽小,但数量很多,常以千、百计算,甚至达到万条以上,所以病变明显。病畜一般有消瘦、水肿、贫血、消化不良、腹泻及腹水等症状和体征,严重的可导致死亡。人感染后多无明显症状,有的可有腹泻与便秘交替出现、胀气性消化不良、肝大、腹泻、呕吐、消瘦、水肿、贫血、失眠等表现。

(二) 诊断

粪检或十二指肠引流液中查到双腔吸虫虫卵是确诊的依据,发现虫体也可确诊。常用的诊断方法有涂片法、水洗沉淀集卵法和十二指肠引流胆汁离心沉淀法等。

（三）治疗

（1）吡喹酮。人剂量为 25mg/kg 体重，每天 3 次，饭后服用，连续 4d。

（2）海托林。牛剂量为 30～50mg/kg 体重，羊剂量为 40～60mg/kg 体重。

（3）血防 846（六氯对二甲苯）。牛、羊按 200～300mg/kg 体重的剂量口服，驱虫率可达 90%，连用两次可达 100%。

（4）噻苯达唑。牛、羊按 200～300mg/kg 体重的剂量口服。

（5）硝硫氰胺。牛、羊按 30mg/kg 体重的剂量口服。

四、预防与控制

对患者及病畜进行驱虫治疗，对牛、羊要在每年春秋两季进行定期驱虫，要在入冬前驱虫，以保证牛、羊安全越冬。在流行区，应加强粪便管理，将家畜粪便堆积发酵或制造沼气，净化环境卫生，杀灭虫卵。消灭流行区的传播媒介，因地制宜地采用生态灭螺、药物灭螺和物理灭螺的方法，切断本虫的生活环节。注意牛、羊的移场放牧，安全合理地规划草场，逐步实行圈养。对流行区的居民宣传不要吃被蚂蚁污染的食物，养成良好的卫生习惯。特别注意避免农牧区儿童在野外边玩边吃东西。

第七节　阔盘吸虫病

阔盘吸虫病是由双腔科阔盘属吸虫寄生于宿主胰腺所引起的一种寄生虫病。患病宿主有营养障碍、腹泻、水肿、消瘦等表现，越冬时，因饲料不足和自然气候条件不好，严重感染的动物可大批死亡。该虫主要寄生于牛、羊以及骆驼、猕猴、鹿等野生动物；也有人体感染的报道，主要是因为人误食了本吸虫囊蚴的草螽或针蟀而感染。

寄生于家畜并形成流行区的有胰阔盘吸虫、腔阔盘吸虫和支睾阔盘吸虫，其中胰阔盘吸虫分布最广，为已知的一种人兽共患阔盘吸虫病。

一、病原学

（一）形态

三种阔盘吸虫都具有双腔科阔盘属的共同特点，如腹吸盘在体中部附近，两睾丸并列在腹吸盘两盘或其后两旁，卵巢位于睾丸后，阴茎囊在腹吸盘前方，生殖孔开口在肠分叉后方或其附近。虫卵呈椭圆形，有卵盖，内含有一个具有锥刺的毛蚴。毛蚴体后部有 2 个圆形囊泡。

（二）生活史

阔盘吸虫的生活史包括虫卵、毛蚴、母胞蚴、子胞蚴、尾蚴、囊蚴（后尾蚴）及童虫至成虫各阶段。成虫寄生在终宿主的胰管中,虫卵随胰液进入消化道,随粪便排到外界。虫卵被第一中间宿主螺类吞食后,在其肠管中孵出毛蚴。在肠结缔组织中发育形成母胞蚴,后产生子胞蚴,子胞蚴中发育出尾蚴。包裹着尾蚴的成熟子胞蚴,经呼吸孔排出。成熟子胞蚴在外界被草螽、针蟀等第二中间宿主吞食,尾蚴脱去尾球穿过中间宿主胃壁到其血腔中形成囊蚴。囊蚴发育成熟后,终宿主吞食含有成熟囊蚴的草螽、针蟀等昆虫媒介而被感染。

二、流行病学

本类吸虫的流行区几乎遍布全国各个牧区。不同地区的牛、羊受危害程度不同,感染率常可达 60% ~ 70% ,严重地区甚至达 90% ~ 100%。牛、羊阔盘吸虫流行的地区及受感染的情况,均与本类吸虫两个中间宿主的分布、孳生栖息地点、受感染情况以及牛羊放牧习惯等密切相关。由于阔盘吸虫在中间宿主体内发育期长,而草螽、针蟀是一年生的昆虫,所以一个地区本吸虫病感染的季节受当地的自然气候影响,也与当地阳性螺排出成熟子胞蚴及昆虫宿主带有成熟囊蚴的季节密切相关。在南方地区,感染季节有 5—6 月份及 9—10 月份两个高峰期,而北方地区感染高峰期只在 9—10 月份。

（一）传染源

虽然本病为人兽共患寄生虫病,但感染人的报道很少。动物宿主中主要有牛、羊等,野生动物中主要有骆驼、猕猴、鹿、兔等。家畜是胰阔盘吸虫的保虫宿主,对胰阔盘吸虫病的流行起着重要作用。

（二）传播途径

阔盘吸虫病主要通过食入含本虫囊蚴的草螽、针蟀而感染。人感染主要是因为在易感环境中从事田间管理、放牧时误食所致。

（三）易感人群

人群普遍易感。

三、诊断与治疗

（一）临床表现

阔盘吸虫成虫寄生在终宿主的胰管中,机械性刺激、堵塞、代谢产物的作用以及营养的夺取等均可引起胰的病理变化及功能障碍。胰管高度扩张,上皮细胞增生,管壁增厚,管腔缩小,黏膜表面粗糙不平。有出血、溃疡、炎性细胞浸润,黏膜上皮细胞被破坏后发生渐进性坏死变化。整个胰结缔组织增生呈慢性增生性胰腺炎,从而使胰腺小叶及胰岛的结构发生变化,胰液和胰岛素的生成、分泌发生改变,出现功能紊乱。病畜或患者可出现营养不良、消瘦、贫血、水肿、腹泻、生长发育受阻,甚至死亡。

（二）诊断

1. 临床诊断

本病的发生具有明显的地方性和季节性。若发病前患者曾到过流行区或居住在流行区,并且出现营养不良、消瘦、贫血、水肿、腹泻、生长发育受阻等临床表现,要引起警惕,进一步通过实验室诊断帮助确诊。

2. 实验室诊断

主要是病原学检查,从粪便内检查阔盘吸虫卵是确诊阔盘吸虫病的依据。常用的病原学检查方法有水洗沉淀法、尼龙袋集卵法、改进的胰阔盘吸虫卵梯级滤粪法等。

（三）治疗

1. 患者的治疗

采用吡喹酮,按照20mg/kg体重,每天2次,连服2d,或用40mg/kg体重,顿服。

2. 病畜的治疗

采用"血防846"(六氯对二甲苯),按每只羊16g间二日连服3剂,疗程20d左右。

四、预防与控制

（1）对阔盘吸虫病的预防控制主要采取治疗病畜、杀灭中间宿主、规划放牧、改善牲畜的饲养方法及加强个人防护和健康教育等综合措施。

（2）在疫区每年3—4月份应用梯级滤粪法对家畜查病后,对感染家畜逐头进行治疗。重度流行区所有的家畜均为化疗对象。

（3）杀灭中间宿主要根据各流行区中流行病学调查结果,在牛、羊受感染的主要地点的一定范围内,在牛、羊可以受感染的季节之前因地制宜,采用生物防治、药物扑杀、物理措施等方法大力消灭蜗牛和草螽或针蟀。

（4）注意改善牲畜的饲养管理及移场放牧等方法,以增进牲畜健康及避免感染。尤其在游牧地区中,在主要感染季节,应避开前一年及前两年此时期曾放牧过的地点。如果能做到2~3年内牛羊不重复到此地点,该处阔盘吸虫的幼虫可随中间宿主的死亡而自然消灭。如果能采取现代化牧业方式,圈养舍饲,也可根除阔盘吸虫病。

第八节 异形吸虫病

异形吸虫病是由异形类吸虫寄生于禽畜和人的消化道或异位寄生于其他器官而引起的一种人兽共患寄生虫病。异形吸虫是属于异形科的一类小型吸虫,体长仅0.3~0.5mm,最大也不超过2~3mm。我国常见的异形吸虫有10多种,其中感染人体报道最多的是异形异形吸虫、横川后殖吸虫。

一、病原学

(一)形态

虫体微小,雌雄同体。异形异形吸虫大小为(1~1.7)mm×(0.3~0.4)mm,横川后殖吸虫大小为(1~2.5)mm×(0.4~0.75)mm。长梨形,体表具鳞棘,除口、腹吸盘外,很多种类还有生殖吸盘(图5-8)。异形异形吸虫的虫卵呈棕黄色,大小为(28~30)μm×(15~17)μm。

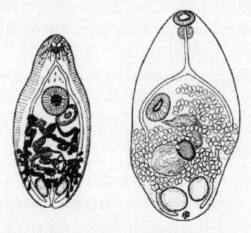

图5-8 异形异形吸虫(左)与横川后殖吸虫(右)

(二)生活史

异形吸虫的生活史包括成虫、虫卵、毛蚴、胞蚴、雷蚴、尾蚴、囊蚴和童虫等阶段。成虫一般寄生在鱼类、鸟类、哺乳动物的肠管内,其中许多虫种已证实可以寄生在人体。第一中间宿主是淡水螺,第二中间宿主的范围更广,除鲤科鱼类外,许多非鲤科鱼类以及两栖类的蛙也被证明可作为第二中间宿主。产出的虫卵随宿主粪便入水,成熟虫卵在水中被第一中间宿主淡水螺吞食,毛蚴在其体内孵出,经历胞蚴、两代雷蚴发育成为尾蚴。尾蚴从螺体内逸出,侵入第二中间宿主鱼或蛙体内,发育成为囊蚴。人或动物因吃生的或未煮熟的鱼肉或蛙肉而感染,囊蚴在终宿主消化道内脱囊,在小肠内发育成为成虫并产卵。

二、流行病学

异形吸虫在我国主要分布在 9 个省(自治区),其中广东省发病率最高,为 0.021%。人体感染除了菲律宾较多外,在我国仅见于台湾省和大陆南部地区,但例数不多。由于诊断方面的原因,漏诊与误诊率很高,现有的病例资料与真实情况之间可能存在很大的差别。

(一)传染源

传染源的主体是鸟类和哺乳类动物,特别是捕食淡水鱼的种类,其次是食鱼兽类。但在我国的华支睾吸虫病流行区,如果异形吸虫中某些可寄生于人体的种类的种群数量大时,人也可能有传染源的意义。

(二)传播途径

异形吸虫病的传播依赖于粪便中的虫卵有机会入水,水体中存在第一、第二中间宿主及当地人有生吃、半生吃淡水鱼或蛙的习惯。经口吞食含有囊蚴的鱼或蛙,可感染异形吸虫病。例如,生吃或半生吃含囊蚴的鱼肉或蛙肉;切菜砧板生熟不分,使感染期囊蚴污染食物;儿童食用烧烤小型鱼类等。

(三)易感人群

人群普遍易感。

三、诊断与治疗

(一)临床表现

异形吸虫虫体很小,在肠管寄生时可钻入肠壁,因此虫体和虫卵有可能通过血液到达其他器官。虫数少时症状轻微或无明显表现,虫数多时可引起消化功能紊乱。如有异位寄生,则视虫卵沉积的部位而定。重度感染者可出现消瘦和消化道症状,如食欲减退、呕吐、腹泻和腹痛。

(二)诊断

粪便涂片及沉渣镜检是常规的病原学诊断方法。由于在形态特征上与异形吸虫卵近似的或甚至很难鉴别的虫卵种类很多,因此有时很难确定虫卵的种类,但与华支睾吸虫虫卵的鉴别成为诊断过程中的关键环节。诊断异形吸虫病,需结合患者临床症状,了解患者是否曾生活于流行区,有无生吃、半生吃淡水鱼类或蛙类史。此外,对于不易确诊的病例,可结合驱虫检查成虫的方法进行确诊。

（三）治疗

异形吸虫寄生于人体比较少见,治疗方面还缺乏经验。吡喹酮用于治疗日本血吸虫病效果很好,可能对本类吸虫有效,可以试用。

四、预防与控制

异形吸虫病是由于生食或半生食含囊蚴的鱼肉或蛙肉所致,因此,预防异形吸虫病应抓住经口感染这一环节,防止食入活囊蚴是防治本病的关键。应注意家禽和家畜异形吸虫病的防治,控制异形吸虫的自然种群数量,不要用未经煮熟的鱼肉喂猫、狗等动物,以免引起感染。加强粪便管理,阻断未经无害化处理的粪便进入鱼塘,并结合农业生产或药物杀灭螺类。

第九节　棘球蚴病

棘球蚴病是由棘球蚴绦虫的幼虫寄生于人或哺乳动物体内所引起的一种疾病,俗称包虫病。棘球绦虫有6种,我国主要有细粒棘球绦虫和多方棘球绦虫,分别可引起囊型棘球蚴病和泡型棘球蚴病。目前,我国以囊型包虫病为主,21个省(市、自治区)报道有原发性人、畜包虫病及家犬、牧犬细粒棘球绦虫感染。泡型包虫病又被称为"虫癌",患者不经治疗,10年病死率可达90%。

一、病原学

（一）形态

1. 细粒棘球绦虫

细粒棘球绦虫的成虫细小,体长仅2~7mm,头节略呈梨形,具有可伸缩的顶突和4个吸盘,顶突有2圈小钩。链体仅有幼节、成节、孕节各1节。虫卵与猪、牛带绦虫虫卵基本相同,在光镜下难以区别。幼虫即细粒棘球蚴,为圆形囊状体,直径1~10cm,由囊壁和囊内容物组成。囊内容物包括囊液、由生发层长出的小囊(生发囊、子囊、孙囊)和原头蚴。囊液无色或略带微黄色,具有很强的抗原性。游离于囊液中的子囊、生发囊和原头蚴总称为棘球蚴砂（图5-9）。

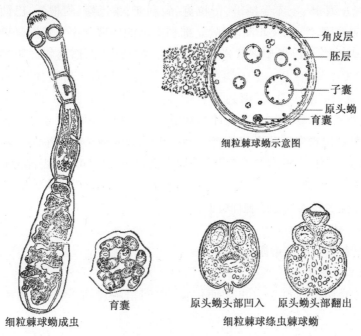

细粒棘球蚴示意图

育囊　　　原头蚴头部凹入　　原头蚴头部翻出

细粒棘球蚴成虫　　　　　　　　　细粒棘球绦虫棘球蚴

图 5-9　细粒棘球绦虫

2. 多房棘球绦虫

成虫与细粒棘球绦虫成虫类似,虫卵的形态和大小与细粒棘球绦虫难以区别。幼虫称为泡球蚴,由无数淡黄色或白色形状不规则的囊泡聚集而成。囊泡直径 0.1~0.7cm,囊泡内有透明囊液和许多原头蚴。泡球蚴多以外生性出芽生殖不断产生新囊泡,长入组织,少数也可向内芽生形成隔膜而分离出新囊泡。一般 1~2 年即可使被寄生的器官几乎全部被大小囊泡占据,还可以向器官表面蔓延至体腔内,犹如恶性肿瘤,因此,又被称为"虫癌"。

(二) 生活史

成虫寄生在犬和狼的小肠上段,孕节和虫卵随宿主粪便排出。细粒棘球绦虫的虫卵经由有蹄动物中间宿主(如羊、牛、猪、马、骆驼)吞入后发育成棘球蚴;多方棘球绦虫的虫卵被啮齿目和兔形目动物吞入后发育成棘球蚴(也称泡球蚴),棘球蚴寄生在肝、肺等器官中。人是棘球绦虫的中间宿主,当人误食虫卵后,在小肠内孵化出六钩蚴,六钩蚴经肠壁随血流侵入组织,发育成棘球蚴。棘球蚴在人体内可存活 40 年以上。棘球蚴被终宿主吞食后在小肠内发育成为成虫。

二、流行病学

棘球蚴病呈世界性分布,畜牧业发达的国家和地区多见,主要流行于中国、蒙古、土耳其、土库曼斯坦、伊拉克、叙利亚、黎巴嫩、阿根廷、巴西、智利、澳大利亚、新西兰，以及非洲东部、北部和南部的一些国家。我国是棘球蚴病高发的国家之一，以囊型棘球蚴病为主，主要流行于西部的牧区和半农半牧区。据2001—2004年血清学调查发现，病例主要分布于新疆、内蒙古、青海、甘肃、西藏、四川、宁夏、云南共8个省(区)，其中四川、甘肃、青海、宁夏和西藏5个省(区)为囊型与泡型棘球蚴病混合流行区，新疆、内蒙古和云南3个省(区)仅查出囊型棘球蚴病患者。调查点人群的棘球蚴病平均血清学检测阳性率为12.04%，患病率为1.08%，加权患病率为0.541%，由此推算出我国有棘球蚴病患者约38万人。从两型棘球蚴病构成看，囊型棘球蚴病占75.13%，说明我国以囊型棘球蚴病流行为主。

（一）传染源

犬是最重要的传染源。

（二）传播途径

棘球蚴病是通过食入虫卵而传播，中间宿主包括人、有蹄类动物和鼠类等。

（三）易感人群

不同种族和性别的人对棘球蚴均易感。从事牧业生产、狩猎和皮毛加工的人群是高危人群。

三、诊断与治疗

（一）临床表现

棘球蚴病的严重程度取决于棘球蚴的体积、数量、寄生时间和部位以及人体的免疫力。主要临床表现为棘球蚴囊占位所致压迫、刺激或破裂引起的一系列症状。原发性感染一般为单个囊肿，约占患者的80%以上。继发性感染常为多发，通常因肝囊性棘球蚴病破裂引起全腹腔种植扩散所致，可同时累及多个器官。

1. 局部压迫和刺激症状

（1）肝囊型棘球蚴病。好发部位是肝右叶，患者出现肝大、右上腹部包块，位置表浅者在触诊时有囊性感和震颤感，体积大的可达脐部。可有肝区隐痛、上腹饱胀感、消化不良、消瘦、贫血和门静脉高压等表现。若囊肿巨大，可使膈肌抬高，导致呼吸困难。囊肿压迫肝门静脉可致腹水，压迫胆管可致阻塞性黄疸、胆囊炎等。肝脏的棘球蚴囊可发生破裂，囊内容物进入腹腔引起腹腔继发性棘球蚴病。

（2）肺囊型棘球蚴病。多发生在右下肺，多为单一的囊肿，早期症状不明

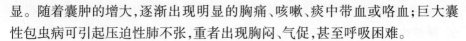

显。随着囊肿的增大,逐渐出现明显的胸痛、咳嗽、痰中带血或咯血;巨大囊性包虫病可引起压迫性肺不张,重者出现胸闷、气促,甚至呼吸困难。

(3)腹腔囊型棘球蚴病。腹腔棘球蚴可触及包块,压之有弹性,叩诊时可有震颤感。

(4)颅脑囊型棘球蚴病。多发生于硬脑膜、颅骨等处。可出现癫痫、颅内压增高症状,如头痛、恶心、呕吐、视盘水肿、抽搐甚至偏瘫等。

(5)骨囊型棘球蚴病。棘球蚴的外形常随骨髓腔而变形。骨组织常呈蜂窝状,患者仅有慢性疼痛,不易确诊。骨棘球蚴常发生于骨盆和长骨的干骺端,破坏骨质,易造成骨折或骨碎裂。

(6)肝泡型棘球蚴病。早期感染患者没有不适,泡球蚴在肝脏潜伏寄生,缓慢增长,肝脏代偿性增大;中期可触及坚硬如橡皮、无疼痛的肿块,表面平滑或有边界;病灶增大侵蚀肝管时,可出现梗阻性黄疸;若液化空腔继发感染,可形成肝脓肿;晚期巨块病灶侵蚀大部分肝脏,合并门静脉高压症,肝功能失代偿,最终可因肝功能衰竭、胆系感染以及脑、肺转移而导致死亡。

2. 过敏反应和中毒症状

过敏反应主要有荨麻疹、哮喘、血管神经性水肿和嗜酸粒细胞增多等症状。若棘球蚴液溢出,可引起严重的过敏反应,导致休克,甚至死亡。中毒和胃肠道功能紊乱主要表现为食欲减退、体重减轻、消瘦、贫血及发育障碍等。

3. 继发性感染

棘球蚴囊一旦破裂,囊内容物进入人体腔或其他组织引起继发性棘球蚴或急性炎症反应。如果肝棘球蚴囊破裂,棘球蚴砂进入胆道,可引起胆道阻塞,出现胆绞痛、寒战、高热、黄疸等;如果破入腹腔,可致急性弥漫性腹膜炎或继发性棘球蚴病。肺棘球蚴囊破裂至支气管,可出现剧烈咳嗽,咳出小的生发囊、子囊及粉皮状角皮层碎片。

(二)诊断

1. 临床诊断

可根据患者是否来自流行区,有无与犬、羊等动物接触史,有无囊性占位性病变及相应的临床表现和特定的影像学表现,以及免疫学检测结果等进行综合判断。如果从痰、腹水、胸腔积液中检获棘球蚴碎片或原头蚴,或在手术中取出棘球蚴,均可确诊。

2. 实验室诊断

(1)病原学检查。手术取出物或从痰、胸腔积液、腹水等检获棘球蚴碎片或原头节,可作为确诊的依据。

(2)免疫学检查。嗜酸粒细胞增加不多或不增加,棘球蚴囊肿破裂或手术后血中嗜酸粒细胞均有显著增高现象。皮内试验为传统的免疫学试验方法,简便快捷,敏感性较好,但特异性较差,假阳性率高,现仅用于流行病学调查时的过筛。近年来,用纯化的抗原 B、抗原 5 和分子量为 8kd 的抗原作为检测抗原。最常用的方法有酶联免疫吸附试验(ELISA)、对流免疫电泳(CIEP)等。检测患者血清中棘球蚴的循环抗原效果很好,与囊虫病无交叉反应,也能反映出体内棘球蚴的存活情况。

(3)影像学检查。影像学检查是棘球蚴病临床诊断的关键手段,尤其是 B 型超声诊断应用普遍,其他如通过 X 线、CT、磁共振等方法对棘球蚴病的诊断和定位具有重要价值。

(三)治疗

1. 手术治疗

手术是首选的治疗方法,治愈率为 95.5% ~ 98.4%。可对脏器部分或完全切除,穿刺摘除内囊。术中应避免囊液外溢引起过敏性休克或继发性播散感染。

2. 药物治疗

阿苯达唑按 15mg/kg 体重的剂量给药,早晚各 1 次,餐后服用,连续服用 6 ~ 12 个月以上。

吡喹酮对囊型包虫病有一定的作用,可杀死原头蚴。剂量为 25 ~ 40mg/kg体重,分 3 次服,10 日为 1 个疗程,一般可用 3 个疗程。

四、预防与控制

(一)加强健康教育

让群众了解棘球蚴病的危害、感染方式和预防方法,提高防病意识,尤其要进行高风险人群的教育,如犬主、从事屠宰业的人员、牧民、流行区的儿童。生产和生活中加强个人防护,不喝生水,不食生菜,儿童应避免与狗密切接触,饭前洗手,杜绝被虫卵感染。

(二)建立法规,加强管理

根除以病畜内脏喂犬和乱抛的陋习,对病畜内脏要及时妥善处理,必须焚烧或深埋。加强屠宰场和个体屠宰点的管理,及时处理病畜内脏。

(三)加强牧犬管理,定期驱虫

定期为家犬、牧犬驱虫,减少犬类的感染,从而减少虫卵对牧场的污染。捕杀牧场周围野生食肉动物(野犬)。开展对来自流行区犬、羊等动物的检疫工作,防止带虫动物进入非流行区。

（四）治疗患者

可采用血清学方法进行普查，以便棘球蚴病能被早期发现，使患者早期得到治疗。

（五）个人防护

从事棘球蚴病现场防治工作人员应穿着适当的防护服。在使用槟榔碱处理犬粪样时，应将犬圈在特定的区域内，处理后的地面应翻埋，或彻底焚烧消毒。犬粪应在现场消毒，或者包装在安全的容器内运走。

第六章

机会性寄生虫病

第一节　肺孢子虫病

肺孢子虫病是由卡氏肺孢子虫所引起的一种高致死率的呼吸系统机会感染寄生虫病。该虫体寄生在肺泡内并成群黏附于肺泡上皮,在健康宿主体内无症状,而在免疫缺陷患者或婴儿则可引起肺炎,即卡氏肺孢子虫肺炎(简称 PCP)。PCP 是艾滋病患者最常见的机会性感染,也是临床确诊的重要指征之一,且为其重要致死原因。

一、病原学

（一）形态

卡氏肺孢子虫的生活史分滋养体期、囊前期和包囊期三个时期,各期形态各异。

1. 滋养体

滋养体呈多态形,长 1~5μm,成簇分布,数量较多。用姬姆萨染色可见 1 个淡红色胞核和浅蓝色的胞质。电镜下可见虫体表面有丝状伪足。

2. 包囊前期

包囊前期为滋养体形成包囊的前期阶段,长为 4~6μm,形态多变,起初胞膜较薄,之后逐渐变厚而成为包囊。

3. 包囊

包囊呈圆形或椭圆形,直径为 5~8μm。囊壁较厚,对姬姆萨染液不着色而透明,似晕圈状或环状。成熟包囊内含 8 个香蕉形的囊内小体(亦称子孢子),其内各有 1 个小核。

（二）生活史

卡氏肺孢子虫的包囊经空气传播而进入肺内,在肺泡内发育分滋养体期、囊前期和包囊期。滋养体从包囊逸出,经无性生殖(二分裂、内出芽和接合生殖等)进行繁殖后,其细胞膜逐渐增厚形成囊壁,进入囊前期;随后囊内核进行分裂,并经一团胞质包围,形成囊内小体。发育成熟的包囊含 8 个囊内小体,即进入包囊期,之后脱囊而出,形成滋养体(图 6-1)。但卡氏肺孢子虫在宿主体外的发育尚未完全明了。

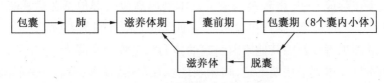

图6-1　卡氏肺孢子虫的生活史

二、流行病学

（一）传染源

人体感染肺孢子虫后,常表现为无或轻度症状的隐性带虫状态,肺孢子虫病患者是重要的传染源。

肺孢子虫广泛存在于自然界,大鼠、小鼠、猪、兔等多种哺乳动物能自然感染,但该虫株具有很强的宿主特异性,故普遍认为动物宿主作为传染源的意义不大。

（二）传播途径

肺孢子虫的传播途径尚未完全明了,目前普遍认为通过空气传播,可能由人的飞沫相互传播引起,胎盘传播也可能存在。

（三）易感人群

人体对肺孢子虫普遍易感,但免疫功能正常者感染后并不发病。对于临床上使用免疫抑制剂和肿瘤放化疗的患者,肺孢子虫感染更为常见。感染发病者主要是艾滋病病毒感染者。

三、诊断与治疗

（一）临床表现

肺孢子虫为机会性致病病原体,当其侵入机体后,可长期潜伏在支气管与肺泡腔内,无临床症状或表现。发病者主要见于免疫功能缺陷或免疫力低下的人群,如艾滋病感染者或体质虚弱的婴幼儿等。肺孢子虫肺炎的临床表现一般可分成两种类型。

1. 流行型

该型亦称婴幼儿型。此型发病者多为早产儿、营养不良、体质虚弱或患先天性免疫缺陷综合征的婴幼儿,多发生于出生后 6 个月内,主要是间质性浆细胞性肺炎。潜伏期难以确定,初期出现突然发热、干咳、进行性呼吸困难、鼻翼扇动、发绀、脉搏加快等表现。病情严重的患儿可因呼吸衰竭而死亡,病死率高达 50%。

2. 散发型

该型或称成人型,患者多为成人。本型的高危人群包括艾滋病患者、先天性免疫功能不全者、器官移植术后长期应用免疫抑制剂者、接受放(化)疗的恶性肿瘤患者以及因其他原因引起的体弱和免疫力下降者,其中艾滋病患者最为常见。本型潜伏期不定,临床表现多有发热、畏寒、头痛、胸痛和咳嗽,伴有呼吸困难和发绀等。多数患者以干咳、少痰为起病的重要临床特征。其他症状有食欲减退、进行性营养不良、体重下降、倦怠和呕吐等。该病病程可持续 4~6 周。最终,患者可因呼吸衰竭而死亡。艾滋病合并 PCP 感染常为多种病原体混合性机会感染,病程急剧,且反复发作,病死率高达 90% 以上。

(二) 诊断

临床上发现易感人群有上述症状,应考虑本虫感染的可能性,PCP 在临床上多表现为不典型肺炎,早期诊断与治疗可降低其病死率。病原学检查包囊或滋养体可作为卡氏肺孢子虫肺炎的确诊依据。

1. 病原学检测

主要收集患者痰液、气管分泌物、支气管肺泡灌洗液作为标本,较少采用肺活检组织。组织涂片与染色后,进行形态学观察。

获取的标本可用 NaOH 处理后离心,取沉渣染色镜检。观察滋养体选用姬姆萨染色法;观察包囊可用亚甲胺蓝和六甲基四胺银染色。亚甲胺蓝染色背景为淡蓝色,包囊呈圆形或椭圆形,囊壁呈淡蓝色,易于区分;六甲基四胺银染色是目前公认的一种确认肺孢子虫的染色方法,染色后包囊呈圆形、椭圆形或月牙形,囊壁呈棕色或黑褐色,囊内小体不着色。若囊内小体逸出,空囊形成的括弧样结构是确定肺孢子虫包囊的典型特征,有重要的诊断价值。

2. 免疫学诊断

用酶联免疫吸附试验(ELISA)和间接荧光抗体试验(IFA)等方法检测血清抗体呈阳性,可以作为辅助性诊断方法。

3. 以 PCR 为核心的分子生物学诊断技术

该诊断技术因具有高度的特异性和敏感性而被用于肺孢子虫的诊断,不仅可诊断轻度感染,还可检出亚临床型感染和肺外感染。

4. X 线和 CT 检查

胸部 X 线检查可见从双侧肺门起始的弥漫性网状结节样间质浸润,其特征性变化为毛玻璃状阴影。典型病例的 CT 检查可见肺部呈弥漫性细小的泡状实变,支气管壁增厚,有时局部可有实变或囊性空腔。

(三)治疗

主要采取抗虫、消炎与提高机体免疫力的综合治疗手段。抗肺孢子虫的药物主要有甲氧苄氨嘧啶-磺胺甲恶唑(TMP-SMZ)、喷他脒(pentamidine)、氨苯砜与三甲曲沙。

四、预防与控制

本病为一种机会性感染寄生虫病,分布较为广泛,人群易于感染,针对本病的流行环节,可采取综合防治措施。避免与肺孢子虫肺炎患者密切接触或采取严密的防护措施,对患者周围环境进行有效的空气消毒,可能是防止传染的可行手段。

(1)加强卫生宣传力度。应普及肺孢子虫病流行病学知识,提高医务工作者对本病的认识。

(2)加强对传染源的控制。肺孢子虫患者和带虫者,特别是免疫力低下和使用抑制剂的高危人群,应定期体检和治疗。

(3)改善环境卫生。肺孢子虫病通过空气传播,在可接触的环境内,做好隔离与空气净化,医务人员做好自身防护,防止感染。

第二节 肉孢子虫病

肉孢子虫病是由广泛寄生于人类和哺乳动物、鸟类、爬行动物等细胞内的肉孢子虫属所引起的一种重要的甚至是致死性的人畜共患寄生虫病。肉孢子虫对人体的致病性较低,或只有较轻的一过性临床表现,但是对于免疫力较低者可出现较重的病情,主要表现为全身淋巴结肿大、腹泻、心肌炎症等。目前尚无特效疗法,以对症治疗为主。以人为终宿主的肉孢子虫有两种,即猪-人肉孢子虫和牛-人肉孢子虫。

一、病原学

(一)形态

孢子虫卵囊呈圆形或椭圆形,如葵花籽状(图 6-2),成熟卵囊内含 4 个裸露的子孢子和颗粒状物残留体。

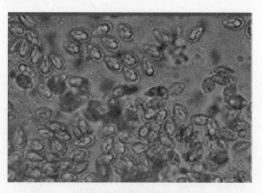

图 6-2　孢子虫卵显微镜下形态(10×10)

（二）生活史

肉孢子虫的终宿主为肉食动物，中间宿主为草食动物。其生活史包含两个不同种类的宿主（以牛-犬生活史为例，见图 6-3）。

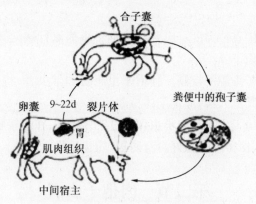

图 6-3　肉孢子虫（牛-犬）的生活史

1. 无性生殖期

肉食动物排出带卵囊或孢子囊的粪便被草食动物食入后，在小肠内子孢子逸出，穿过小肠壁到达血液，在多个脏器血管壁内皮细胞寄生，完成裂体生殖，形成裂殖体。其产生的裂殖子进入肌细胞发育，成为肉孢子囊，随后囊内滋养母细胞发育，产生缓殖子。此阶段的孢子囊可感染终宿主。

2. 有性生殖期

寄生于中间宿主即草食动物肌肉中的肉孢子囊被终宿主摄取后，在小肠蛋白水解酶作用下被破坏，释放缓殖子，后者侵入小肠固有层，形成配子。雌、雄配子交配后形成卵囊，并逐渐发育成为含 4 个子孢子的成熟卵囊。

二、流行病学

(一) 传染源

人体感染肉孢子虫主要来源于猪肉与牛肉的肉孢子虫,自然界中的灵长类动物(如黑猩猩和猕猴)为其保虫宿主。除哺乳动物以外,一些鸟类与爬行动物体内也携带肉孢子虫,因可能被人类食用而成为潜在的传染源。

(二) 传播途径

肉食动物通过捕食携带孢子虫病原体的食草动物而被感染,食草动物在采食饲料时将含有肉孢子虫卵囊的粪便一并摄入而感染。某些节肢动物如蟑螂可以携带肉孢子虫卵囊,造成自然界其他生物受到感染。通过食入生的或未煮熟的猪肉或者牛肉而感染,也可能因误食被含肉孢子虫卵囊的粪便污染的食物或饮用水而感染。

(三) 易感人群

该病主要在卫生条件较差的地区流行。生活在热带与亚热带地区且健康意识淡薄、与动物或野生动物有较多的接触机会、有生食肉类习俗的人群或免疫力低下的人群均为易感人群。

三、诊断与治疗

人感染肉孢子虫后,有两种寄生形式,作为中间宿主或作为终末宿主。前者主要是因为误食被含肉孢子虫卵囊的粪便污染的食物或饮用水而感染,感染后在骨骼肌和心肌发育成为肉孢子虫囊,即人肌肉肉孢子虫病。后者因食入生的或未煮熟的含有肉孢子囊的肉类而感染,经人体肠道有性生殖发育成为感染性卵囊并随粪便排出。

(一) 临床表现

通常人肌肉肉孢子虫病的症状轻微,临床上较难发现,骨骼肌中肉孢子囊的存在可导致肌肉肿胀、酸痛,伴有触痛且机体有发热、肌无力等现象;人肌肉型肉孢子虫主要寄生于横纹肌、平滑肌和心肌等,患者有时感觉肌肉疼痛或有发热等症状;而人肠道肉孢子虫病可出现腹痛、腹泻、恶心,伴有呕吐、厌食及呼吸困难等症状。

(二) 诊断

在粪便中发现虫体卵囊,或经肌肉活检见人肌肉孢子虫即可确诊本病。

实验室检查方法包括血液学检查、粪便查虫卵、影像学诊断和组织学检查。人体感染肉孢子虫病后,可出现血中嗜酸粒细胞增高和肌酸激酶含量上升,因此血液学检查可以作为辅助诊断方法;采用硫酸锌浮聚法可在粪便中找到孢子囊或卵囊,从而得以确诊;在寄生时间较久的机体,肉孢子囊可以发生钙化,X线检查可发现钙化囊;组织学检查为肌肉活组织中可见肉孢子虫囊,并可见纤维化病变。

本病须与旋毛虫病、囊虫病区别。三者最大的区别在于寄生部位与存在形式。旋毛虫寄生于肌纤维内形成囊包;囊虫寄生于多脏器,且在三者中体积最大;肉孢子虫寄生于肌纤维内或其表面,但不形成包囊。

（三）治疗

肉孢子虫病的治疗尚无特效药物。多数患者感染后呈自限性,一般不必特殊治疗,临床上仅需对症治疗。肠型肉孢子虫病患者可口服磺胺嘧啶、复方新诺明、吡喹酮治疗,也可静注甲硝唑;肌肉型肉孢子虫病患者通常可用抗球虫药物。土霉素、磺胺喹恶啉加乙胺嘧啶、莫能霉素及伯氨喹等对肉孢子虫也有抑制作用。临床上已经采用甲硝唑＋克霉唑＋氯己定及磺胺甲基异噁唑治疗嗜酸细胞性肌炎。

四、预防与控制

（1）消灭传染源、控制传播途径、加强卫生宣传等是防治肉孢子虫病的基本防治策略。

（2）养成良好的饮食习惯,不吃生的或未煮熟的猪、牛肉,不饮用卫生不达要求的饮用水。

（3）抓好食品安全措施和肉类检验,加强猪、牛、羊等动物的饲养管理。

（4）处理好动物粪便与染病动物,防止饮水和食物被狗、猫的粪便污染。

第三节　等孢球虫病

等孢球虫病是由等孢子球虫寄生在人肠黏膜上皮,造成肠道黏膜损伤的一种寄生性原虫病。临床表现为腹泻、恶心、呕吐和腹部压痛等症状。寄生于人类的等孢球虫有两种:贝氏等孢球虫和纳氏等孢球虫。人体感染以贝氏等孢球虫为主,纳氏等孢球虫非常罕见。

一、病原学

（一）形态

贝氏等孢球虫卵囊呈长椭圆形,大小为$(20 \sim 33) \mu m \times (10 \sim 19) \mu m$;纳氏等孢球虫卵囊近似圆形,大小为$(25 \sim 30) \mu m \times (21 \sim 24) \mu m$。卵囊囊壁光滑,内、外两层,新鲜排出的卵囊通常含有一个成孢子细胞,但有时亦可有两个。当粪便排出后,成孢子细胞一分为二并分泌囊壁,形成大小为(7~9)μm×(12~14)μm 的孢子囊,经两次分裂,最终形成 4 个新月状子孢子。即每个成熟的等孢球虫卵囊含有两个孢子囊,每个孢子囊又含有 4 个子孢子。

（二）生活史

等孢球虫的生活史包括裂体生殖、配子生殖和孢子生殖三个阶段。成熟卵囊通过污染的食物或饮水被人食入后,在小肠内消化、破裂,逸出子孢子,进入小肠黏膜上皮细胞,并进一步发育成滋养体。滋养体经数次裂体生殖后产生大量裂殖子,裂殖体破裂后释放出裂殖子并侵入邻近的上皮细胞内,继续其裂体生殖过程。经数次裂体生殖后,部分裂殖子开始发育成雌、雄配子,经有性配子生殖后形成合子并分泌囊壁,发育成卵囊。随粪便排出的卵囊通常为未成熟卵囊,在外界适宜的温度、湿度下,经 48~72h(热带地区通常仅需24h)的孢子生殖,最后成为成熟的卵囊(图 6-4)。

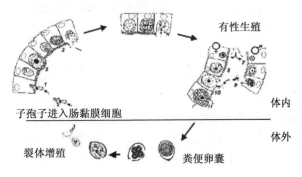

图 6-4 等孢球虫的生活史

二、流行病学

（一）传染源

等孢球虫病患者可经粪便排出大量卵囊,是本病最重要的传染源之一。健康带虫者和病后恢复期的带虫人群也是重要的传染源。

（二）传播途径

主要传播途径为经口传播。人因接触被卵囊污染的饮用水、食品等而感染。用新鲜人粪便施肥和人畜随地大便等都是等孢子虫卵囊扩散的重要方式。此外,节肢动物携带也可导致其传播。

（三）易感人群

不同年龄、不同种族人群对贝氏等孢球虫普遍易感,尤其是先天或后天免疫力低下者、婴幼儿、肿瘤患者与艾滋病感染者等更加易感。

三、诊断与治疗

（一）临床表现

等孢球虫感染者大多症状轻微，但可带虫数周乃至数年。患者以多次腹泻为主要症状，大便多见黏液便，嗜酸粒细胞常大量存在，但中性粒细胞则罕见。腹泻症状可周期性发作达数月之久。此外，患者常有腹部绞痛、发热、恶心、呕吐、食欲减退、体重下降等表现。本病可自愈，但康复后，大便中卵囊排出可持续 10～20d。

（二）诊断

粪便中发现卵囊是确诊本病的主要标准。取新鲜大便并经硫酸锌漂浮浓集后镜检可以提高卵囊检出率。但等孢子球虫卵囊透明度较高，在直接涂片中很容易遗漏。鉴别的主要依据为卵囊大小、子孢子数目、子孢子周围是否存在孢子囊等。除此以外，十二指肠黏膜活组织检查和肠内容物检查也是一种重要的检查手段。

以 ELISA 为主的免疫学检查法和以 PCR 方法为主的分子生物学检查方法具有较高的敏感性和特异性，能更快、更早得出结果。

（三）治疗

等孢子球虫病是一种自限性疾病，多数患者虫体可自行被清除。对临床上表现为腹泻、呕吐等胃肠炎症状的急性期患者，主要给予对症治疗，如补充水和电解质。本病目前尚无特效治疗方法。首选的治疗药物为磺胺甲噁唑（SMZ）/甲氧苄啶（TMP），即复方磺胺甲噁唑（每片含 TMP80mg，SMZ400mg），成人患者 2 片/次，4 次/天，连服 10 天后改为 2 片/次，2 次/天，再服用 3 周；儿童 6mg/（kg·d），分 4 次服，疗程同成人。

四、预防与控制

等孢子球虫病是一种机会性寄生虫病，分布广泛。应采取综合防治措施，包括查治病、加强粪便与水源的管理和预防感染等。

（1）加强粪便和水源管理。部分农村地区仍然用人粪施肥，或者人与动物随处大便等，是等孢子虫卵囊污染土壤等环境的主要方式；要加强人群聚居区的粪便管理和水资源保护，结合农村改厕工程改善落后的卫生状况。

（2）加强对传染源的控制。等孢球虫病患者、健康带虫者和病后恢复期的带虫人群是该病的重要传染源，因此应积极治疗患者、带虫者以及其他可能携带病原体的动物，加大对流行区重点人员、高发人群的普查普治。

（3）加大宣传教育，提高群众的防病意识。通过宣传，让流行区居民认识到该病的危害性，提高自我防范意识并养成良好的卫生习惯，改变不良的饮食和生活习惯，从而避免该病的感染。

第四节 芽囊原虫病

人芽囊原虫广泛分布于世界各地，是一种寄生在灵长类和人类肠道、可致病的原虫。其宿主广泛，包括哺乳动物、鸟类、爬行动物、两栖动物、昆虫、环节动物等。被该虫感染者的临床表现轻重不一，人群带虫率可高达44.12%。感染严重者可有消化道症状，如腹泻、腹胀、厌食、恶心、呕吐，甚至出现发热、寒战等。艾滋病患者容易感染人芽囊原虫，而且症状严重，治疗十分困难。

一、病原学

（一）形态

该虫形态多样，结构复杂，体外培养有空泡型、颗粒型、阿米巴型和复分裂型共 4 种类型虫体，粪便中常见的为空泡型。直径 4 ~ 63μm，大多为6 ~ 15μm。

空泡型虫体呈圆形，平均直径为 4 ~ 15μm，中央见透亮的大空泡，可占虫体总体积90%以上，核呈月牙状或块状，核数 1 ~ 4 个不等。颗粒型虫体充满颗粒状物质，颗粒分为代谢颗粒、脂肪颗粒和繁殖颗粒 3 种，多见于培养中有细菌存在、血清浓度较高与有抗生素压力的环境下。活体观察阿米巴型虫体形似溶组织内阿米巴滋养体，形态多变，有一个或多个伪足样突起，体内有许多明显的小颗粒物质，移动极缓慢。一个复分裂型虫体可分裂成 3 个、4 个或更多。

（二）生活史

人芽囊原虫寄生于人体消化道的回盲部。有研究表明，其生活史为空泡型-阿米巴型-空泡型（图 6-5）。空泡型也可转变为颗粒型和复分裂型。阿米巴型是致病型虫体。其生殖方式包括：（1）二分裂；（2）空泡型虫体中心出现颗粒，转变为颗粒型虫体，虫体生殖颗粒发育成子细胞；（3）内二芽殖；（4）裂体增殖。宿主因摄入包囊（动物宿主排出体外，污染饮水或食物）而被感染。

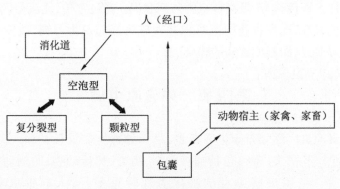

图 6-5　人芽囊原虫的生活史

二、流行病学

（一）传染源

该虫具有人兽共患性，广泛寄生于人和其他灵长类动物，以及狗、猪、猫、小鼠、大鼠、家兔、豚鼠、蛙、蛇、蚯蚓和家禽等，主要寄生在回盲部。体内有芽囊原虫寄生并从粪便排出的人或动物均为传染源。

（二）传播途径

宿主排出含有芽囊原虫的粪便到外环境，污染水源、食物等，经口感染人。

（三）易感人群

不同年龄、性别的人群均易感。有研究表明，56% 的感染者与免疫功能低下有关。艾滋病患者容易感染人芽原囊虫，且症状严重，治疗十分困难。

三、诊断与治疗

（一）临床表现

人芽囊原虫感染可有症状型和非症状型。感染者多无临床表现，混合其他病原体感染者可出现临床症状。临床表现轻重不一，可有腹泻、腹痛、恶心、呕吐等，感染重者可有消化道症状，如水样腹泻、发热等。腹泻症状与虫体数量有关，一般症状持续或反复出现，可持续数日至数月，甚至数年，间歇时间为数天或数月。慢性迁延性病程多于急性病程，免疫功能正常的患者多数为自限性，其病程 1~3d。此外有报告显示，该虫感染可能与过敏性皮肤病有关，儿童感染可影响生长发育。

（二）诊断

1. 病原学检查

从粪便中检获虫体可确诊，常用方法有生理盐水直接涂片和碘液染色

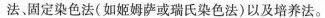

法、固定染色法（如姬姆萨或瑞氏染色法）以及培养法。

2．临床诊断

原因不明的消化道疾病，特别是免疫功能受损个体，排除其他病原体因素后，可考虑本虫感染。

（三）治疗

本病具有自限性，症状轻者无须治疗。当大量寄生或出现严重症状而又排除其他感染时，可进行驱虫治疗，如口服甲硝唑。

四、预防与控制

（1）加强对该病的宣传，提高群众，特别是易感人群对该病的认识，注意个人卫生和饮食卫生。

（2）加强粪便管理、水源地与食品监测，防治污染。

（3）对饮食从业人员要定期检查并及时治疗。

第五节　粪类圆线虫病

粪类圆线虫病是由粪类圆线虫寄生于小肠上段所引起的一种寄生虫病。主要分布于热带及亚热带地区，亦可见于温带地区。多数患者无明显不适，或有不同程度的胃肠道症状及头晕、失眠、烦躁不安等症状。粪类圆线虫的生活史较复杂，是有世代交替的兼性寄生虫，它的自生世代在地面泥土上进行，寄生世代在人体内进行。该病的发病过程长，临床症状复杂多样，对免疫力正常的人群致病力较弱，而免疫功能受损者则可引起小肠和结肠的溃疡性炎症，甚至全身感染引起患者死亡。

一、病原学

（一）形态

1．自生世代

虫体呈半透明，雄虫大小为 $0.7mm \times (0.04 \sim 0.05)mm$，雌虫为 $1.0mm \times (0.05 \sim 0.075)mm$，尾端尖细，为双管型生殖系统。

2．寄生世代

一般认为在人体内无雄虫寄生。雌虫大小为 $2.2mm \times (0.03 \sim 0.075)mm$。咽管为体长的 1/3 或 2/5，阴门位于体后 1/3 处，为双管型生殖系统。

（二）生活史

粪类圆线虫的生活史包括在土壤中完成的自生世代与在宿主体内完成

的寄生世代(图6-6)。

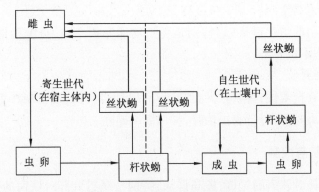

图6-6　粪类圆线虫的生活史

1. 自生世代

在自生世代期,虫卵与钩虫卵相似,在温暖潮湿的土壤中,雌、雄虫完成交配并产下虫卵,在数小时内孵出杆状蚴。杆状蚴于1~2d内经数次蜕皮,发育成自由生活的成虫。此后,雌虫可进行孤雌生殖,在外界环境条件适宜时,自生世代可循环多次。而当外界环境改变时,杆状蚴也可经2次蜕皮发育成丝状蚴,对宿主具有感染性,直接经皮肤侵入人体,营寄生生活。

2. 寄生世代

丝状蚴(感染期幼虫)侵入人体后,经血液循环静脉系统、右心到达肺,穿过肺泡沿支气管上行到达咽部,经吞咽进入消化道,多在小肠内发育成熟并定居,也可寄生于大肠和肺脏等处。雌虫多钻入肠黏膜内产卵,卵较自生世代的略小,内含幼虫,数小时即孵化出杆状蚴,自肠黏膜逸出,随粪便排出体外。有的杆状蚴蜕皮后直接发育成感染性丝状蚴,生存于地面泥土表面,环境适宜时经皮肤侵入人体营养寄生生活;有的则随粪便排出,在外环境下发育成自生世代的雌虫和雄虫,经交配产卵,孵出杆状蚴,再发育成成虫,产卵,孵出杆状蚴,循环反复多次,在外界营自由生活。当外界条件改变时,自生世代的杆状蚴又经2次蜕皮发育成为丝状蚴,丝状蚴经皮肤侵入人体,营寄生生活。

二、流行病学

(一) 传染源

人和动物感染者均为该病的重要传染源。

(二) 传播途径

传播途径主要有接触感染、经口途径和自身感染。人因接触被感染性丝状蚴污染的土壤而被感染；卫生习惯较差,经肛门—手—口途径感染；患者体内杆状蚴发育成为丝状蚴后,可穿过肠黏膜侵入血液循环,或钻入肛周而引起自身感染。

（三）易感人群

人群普遍易感,健康个体即使感染也多无临床症状。免疫力低下者、肿瘤患者、器官移植者感染该虫可导致严重的病变。

三、诊断与治疗

（一）临床表现

本病多数无临床症状或出现轻微的非特异性消化道症状,但虫体可引起自身反复感染,尤其是人体抵抗力低下时,如患各种疾病、营养不良、免疫缺陷或接受激素及其他免疫抑制剂治疗,可发生重度自身感染,甚至危及生命。临床上主要有皮肤、呼吸系统、消化系统等病变表现。

1. 皮肤损伤

人体一次性大量接触感染性丝蚴,可出现急性感染的临床表现。丝状蚴侵入皮肤后,局部皮肤可出现水肿、刺痛及瘙痒,可见小出血点、丘疹,甚至可出现移行性线状荨麻疹,病变常可反复出现在肛周、腹股沟、臀部等处皮肤。幼虫在皮肤内移行较快,导致荨麻疹蔓延速度也很快。荨麻疹的出现及快速蔓延也是其重要诊断依据。

2. 呼吸系统症状

丝状蚴在肺部移行时,患者的主要表现有咳嗽、多痰、过敏性肺炎或哮喘等,感染数天后可出现肺部感染。患者表现为轻度发热、咳嗽、咯痰,X线胸片检查显示局限性或弥漫性炎症阴影,需与其他疾病鉴别诊断。

3. 弥漫性粪类圆线虫病症状

弥漫性粪类圆线虫病症状又称超级感染综合征。在机体免疫保护功能受损时,体内感染的粪类圆线虫得以大量繁殖,宿主体内虫负荷显著增加,机体由慢性感染变超级感染,幼虫随血液侵入心、肝、脑等主要器官,引起弥漫性组织损伤。

成虫寄生在小肠黏膜,可引起机械性损伤,同时释放出毒素,对机体造成毒性作用,患者特别是免疫力低下者主要表现为全身性不适、排水样便或黏液血样便、里急后重、腹泻伴腹痛（腹痛多位于右上腹）,偶见便秘,常伴有恶心、呕吐、体重减轻,还可出现麻痹性肠梗阻、腹胀、电解质紊乱、脱水,甚至肠穿孔、全身衰竭。若寄生于胆管或者肝内,则可引起肝大、全身发热等类似胆道感染症状。

对于长期使用免疫抑制剂或患各种消耗性疾病以及先天性免疫缺陷和艾滋病患者,由于大量幼虫在体内移行,可将肠道细菌带入血流,引起败血症等。有资料显示,大量的虫体感染也可能导致机体患胆管疾病。

（二）诊断

有该病流行区暴露史,且出现消化道与呼吸道症状者,应行粪检确诊。对于免疫抑制个体,如发现不明原因引起的败血症、脑膜炎、腹膜炎等,则应加倍警惕,及早采集相关脏器体液进行检查。

1. 病原学诊断

新鲜粪便、痰、尿、十二指肠引流液或脑积液中检获幼虫或培养出丝状蚴为确诊依据。由于患者有间歇性排虫现象,应多次反复检查,避免漏检。在腹泻患者的粪便中也可检出虫卵。直接涂片可以查见幼虫,滴加卢戈氏碘液,可使幼虫显现棕黄色,有利于观察虫体的结构特征。

2. 免疫学诊断

用 ELISA 法检测患者血清中的特异性抗体,对轻、中度感染者具有较好的辅助诊断价值,但对重度感染(超感染)者敏感性不高,需要做病原学检查方可确诊。

3. 其他检查

做胃和十二指肠液引流查病原体,对胃肠粪类圆线虫病的诊断意义更大。腹部 X 线检查适用于肠麻痹或肠梗阻以及肺部病变。肺部活组织检查也可见幼虫或成虫。

（三）治疗

1. 阿苯达唑

成人 400 mg 或 800 mg 顿服,每天 1 次,连服 3 d。儿童剂量减半。可能出现头晕、腹胀、呕吐等副作用,一般很轻微,可自愈。孕妇和哺乳期妇女忌用。

2. 甲苯达唑

成人每次 100 mg,一天 2 次,连服 3 d。如果未治愈,1 周后复治 1 次。

3. 伊维菌素

用量为 0.2 mg/kg 体重,成人每次服 12 mg,儿童减半。

4. 三苯双脒

成人 400 mg 顿服,连用 2 d。儿童剂量减半。

对弥散性粪类圆线虫病,可联合用药,并进行长期维持治疗,至少 2 周,至临床症状消失,且 2 周后进行多次检测,结果阴性后方可停药。

对重症患者,采取对症和支持疗法及纠正水和电解质紊乱、抗休克等措施,并应用抗生素控制细菌感染。

四、预防与控制

粪类圆线虫的预防原则基本上与钩虫相同。除注意加强粪便与水源管理,做好个人防护外,应尽量避免发生自身感染。同时,应注意家养宠物(如狗、猫)的检查和治疗,以防成为人体感染的来源。

参 考 文 献

［1］David L Heymann. 传染病控制手册［M］. 冯子健，主译. 北京：中国协和医科大学出版社，2008.

［2］李雍龙. 人体寄生虫学［M］. 7 版. 北京：人民卫生出版社，2008.

［3］金宁一. 新编人兽共患病学［M］. 北京：科学出版社，2007.

［4］陈家旭. 人体寄生虫病基层预防控制丛书—食源性寄生虫病［M］. 北京：人民卫生出版社，2009.

［5］吴观陵. 人体寄生虫学［M］. 4 版. 北京：人民卫生出版社，2013.

［6］诸欣平，苏川. 人体寄生虫学［M］. 8 版. 北京：人民卫生出版社，2013.

［7］王善青. 虫媒寄生虫病［M］. 北京：人民卫生出版社，2011.

［8］吴中兴，郑葵阳. 实用寄生虫病学［M］. 南京：江苏科学技术出版社，2003.

［9］汪天平. 人体寄生虫病基层预防控制丛书 第二分册：人兽共患寄生虫病［M］. 北京：人民卫生出版社，2009.

［10］陈佩惠. 人体寄生虫学［M］. 4 版. 北京：人民卫生出版社，2000.

［11］Attalla El Halabieh N, Petrillo E, Laviano A, et al. A case of pneumocystis jirovecii pneumonia in a severely malnourished, HIV-negative patient：A role for malnutrition in opportunistic infections［J］. J Parenter Enteral Nutr, 2014, pii：0148607114548072

［12］Cawcutt K1, Gallo De Moraes A, Lee SJ, et al. The use of ECMO in HIV/AIDS with pneumocystis jirovecii pneumonia：A case report and review of the literature［J］. ASAIO J, 2014, 60(5):606－608.

［13］Roux A, Canet E, Valade S, et al. Pneumocystis jirovecii pneumonia in patients with or without AIDS, France［J］. Emerg Infect Dis, 2014, 20(9)：1490－1497.

［14］朱淮民. 机会性寄生虫病［M］. 北京：人民卫生出版社，2009.

［15］Italiano CM, Wong KT, AbuBakar S, et al. Sarcocystis nesbitti causes acute, relapsing febrile myositis with a high attack rate：description of a large outbreak of muscular? sarcocystosis? in Pangkor Island, Malaysia, 2012[J]. PLoS Negl Trop Dis, 2014, 8(5):e2876.

[16] Gjerde B. Morphological and molecular characteristics of four Sarcocystis spp. in Canadian moose (Alces alces), including Sarcocystis taeniata n. sp [J]. Parasitol Res, 2014,113(4):1591–1604.

[17] 宋铭忻,张龙现. 兽医寄生虫学[M]. 北京:科学出版社,2009.

[18] Sahu AR, Koticha AH, Kuyare SS,et al. Isospora induced diarrhea in a pemphigus vulgaris patient[J]. Indian J Dermatol Venereol Leprol, 2014,80 (4):342–343.

[19] 沈安梅,徐红梅. 上海市南汇区首次发现1例人芽囊原虫病[J]. 上海预防医学杂志, 2006,18(4):171–172.

[20] 李友松,张芝平,许龙善,等. 粪类圆线虫重症感染者的虫卵与虫体的检测[J]. 热带医学杂志, 2003,3(3):311–314.

[21] Nasimuddin S, Malayan J, Gnanadesikan S, et al. A case report of strongyloidiasis associated with giardiasis in a patient with renal calculi from a tertiary care center in South India[J]. J Glob Infect Dis, 2014,6(3):137.